GIORGIA AMICO

IL SEGRETO PER CAPELLI PERFETTI

Idee e Consigli Pratici Per Curare I Tuoi Capelli, Mantenerli Sempre Al Top e Creare Un Look Mozzafiato Per Ogni Occasione

Titolo

"IL SEGRETO PER CAPELLI PERFETTI"

Autore

Giorgia Amico

Editore

Bruno Editore

Sito internet

http://www.brunoeditore.it

Tutti i diritti sono riservati a norma di legge. Nessuna parte di questo libro può essere riprodotta con alcun mezzo senza l'autorizzazione scritta dell'Autore e dell'Editore. È espressamente vietato trasmettere ad altri il presente libro, né in formato cartaceo né elettronico, né per denaro né a titolo gratuito. Le strategie riportate in questo libro sono frutto di anni di studi e specializzazioni, quindi non è garantito il raggiungimento dei medesimi risultati di crescita personale o professionale. Il lettore si assume piena responsabilità delle proprie scelte, consapevole dei rischi connessi a qualsiasi forma di esercizio. Il libro ha esclusivamente scopo formativo.

Sommario

Introduzione

Ciao, grazie per aver scelto di conoscere quello che ho da dire su questo tema così semplice all'apparenza, ma complesso ora che lo scoprirai. Sono Giorgia Amico, ho 28 anni e vivo e lavoro ad Aprilia, una cittadina vicino Roma per intenderci.

Ho sempre avuto la passione per la scrittura, per le informazioni e anche per la divulgazione e ho pensato quindi di trasmettere a più persone possibili il mio sapere in termini semplici, sull'argomento che più mi rappresenta: i capelli e tutto il mondo che ne concerne.

Questo libro nasce con l'esigenza di aiutare... Perché il dare, mi hanno insegnato, è l'unico modo per ottenere veramente qualcosa nella vita. Il sapere ma poi non trasmettere agli altri penso sia uno spreco e un danno all'umanità, in quanto se tutti diffondessimo generosamente le nostre conoscenze, chi in un campo chi in un altro, saremmo tutti delle persone migliori.

Ho sempre amato scrivere come dicevo e quindi ho voluto unire due, se non di più, passioni in questo modo… scrivendo un libro formativo, che non sia fine a sé stesso ma che possa concretamente dare consigli in virtù del fatto che sto parlando con un pubblico misto, cercherò quindi di essere sempre chiara e concisa.

Inizio dicendoti che quello che voglio trasmetterti in questo libro è la "passione" per l'amor proprio, perché amarsi vuol dire prendersi cura di noi in ogni forma: estetica, fitness, cura dei capelli, cura della pelle, sana alimentazione e quant'altro. Perché quando ci si vede belli ci si sente più forti, più sicuri, e si riesce a dare il proprio meglio nel lavoro, nelle relazioni, con le persone, con il mondo!

Il culto della bellezza, come lo chiamo io, per me è sempre stato fondamentale e quasi naturale perché abituata sin da bambina, vuoi per predisposizione, vuoi perché ho una mamma che è in questo mondo e quindi mi ha trasmesso queste ideologie.

Il mondo della moda mi ha sempre affascinato e mi ha incuriosito a tal punto da essere una maniaca, nel senso buono del termine, nel ricercare e adocchiare le tendenze e le novità del settore.

Mi sono specializzata nel campo dell'hairstyle in quanto avevo una base da cui partire, ossia un negozio di parrucchiera già avviato da anni, gestito da mia madre. Mamma, Daniela, parrucchiera storica della mia cittadina, ha iniziato sin da bambina questo meraviglioso mestiere insieme alla sorella maggiore Lisetta, creando un vero e proprio "brand" solo grazie alla sua eclettica personalità che l'ha sempre contraddistinta tra le persone e anche tra i colleghi, seppur ai tempi di parrucchiere ce ne fossero veramente poche rispetto a ora.

Mia madre è sempre stata una pioniera nel settore, sapendo dare il suo originale contributo, ossia quel qualcosa in più a una cittadina piccola come Aprilia dove – essendo altri tempi – a maggior ragione qualsiasi cosa era uno scandalo o un motivo di chiacchiera; lei, proprio per questi motivi, è sempre stata una figura importante, conosciuta e affermata.

Ha portato tante novità e innovazione a quella che per l'epoca era la realtà del parrucchiere, ad esempio acquistando il nostro attuale negozio che è situato al primo piano e affaccia alla strada con una grande vetrata, cosa non usuale per le parrucchiere che prima erano sempre situate in piccoli negozietti con tende e poster che coprivano gli interni.

Nel mentre però non ha mai approfondito la strada della formazione nonostante avesse ricevuto delle proposte da alcune importanti aziende dell'hairstyle, ma ha preferito la famiglia in quanto mamma e unica lavoratrice della casa. L'amore non ce l'ha mai fatto mancare, nonostante passasse la maggior parte della vita in salone, ma sia io che Gaia, mia sorella minore di cinque anni, siamo state cresciute da papà Giancarlo e le nostre fantastiche nonne in una casa in periferia contornata da amici, cugini ecc.

Appunto già da bambine vivevamo nel negozio di mamma e sin da quando ero alle medie la andavo ad aiutare, inizialmente controvoglia e obbligata, lo ammetto, durante le festività facendo la cosiddetta gavetta, ossia: shampoo shampoo shampoo! Crescendo non avevo ancora ben chiaro cosa fosse più adatto a me così ho frequentato un'altra scuola. Una volta diplomata in geometra nel 2009 ho cominciato effettivamente a lavorare con lei in salone. Sono una persona ambiziosa e se vogliamo anticonformista, e quindi la prima cosa che le dissi fu: "Ok, lavorerò qui ma voglio fare altro, non la classica parrucchiera".

Quindi mamma, sempre accomodante e motivante, mi ha indirizzato al meglio nel corso che poi ha cambiato il nostro modo di lavorare e la nostra etica professionale, ossia il Centro Degradé Conseil. Una volta capito come e cosa volevo fare, iniziai questo percorso, buttandomici a capofitto, nonostante fosse un corso professionale per parrucchieri, cosa che ancora non ero non sapendo nemmeno tenere il pettine a coda in mano!

Ma come si dice "nessuno è nato imparato". Iniziato questo cammino è stato tutto un crescendo... Abbiamo realizzato il salone Atelier Cdc dopo circa cinque anni dall'inizio del percorso formativo specializzandoci nel metodo di colorazione verticale, il Degradé. Io e mia sorella tutt'ora portiamo avanti il salone storico di mamma nonostante di storico sia rimasto poco, per lo più la bellissima nomina che ci accompagna e che speriamo di tenere alta. Parallelamente alla gestione del salone, insieme a Gaia, svolgo l'attività di formatrice presso l'azienda del centro Degradé Conseil dove, tramite dei corsi organizzati dall'azienda, andiamo a insegnare il metodo di colorazione ai nuovi parrucchieri iscritti anno dopo anno.

Mamma ha dato il suo massimo tramite questo mestiere artigianale, oltre alla passione del lavoro in sé per sé, fatto da persone che si relazionano con le persone, mi ha trasmesso il fatto di dover conoscere e andare incontro alle esigenze delle persone.
Il campo della moda era il mio focus, e l'ho cercato e riportato nel mio settore, facendo sempre di un lavoro una passione.

Appreso il fatto che avrei fatto di questo lavoro la mia vita, ho cercato da subito la mia "strada" nel negozio stesso, insieme a mia sorella minore Gaia che tutt'ora lavora insieme a me, e insieme portiamo avanti il negozio storico che mamma ci ha lasciato con tanta dedizione.

Ho apportato modifiche, anche se banali, dall'inserimento del pc e del programma gestionale allo studio di tecniche nuove.

Diciamo che non mi accontento di lavorare semplicemente nel negozio restretta in queste quattro mura, o non mi soffermo solo su Aprilia e dintorni, anche perché il mondo di oggi si evolve a 360 gradi in lungo e in largo nel mondo e nei vari settori con una facilità estrema tramite i social media, e anche perché amo sperimentare, cambiare, crescere e spaziare.

Quindi tutto questo mi ha portato oggi a parlare con voi. Quello che andremo ad affrontare insieme è il mondo, inteso per esteso, del capello, e quindi dell'hairstyle dalla A alla Z, non tralasciando qualche particolare più minuzioso, scientifico, fino ad arrivare al web e al mondo social che ci appartiene.

Questo libro è adatto a tutti, a persone esperte o semi-esperte nel campo, ma anche a chi vorrà affacciarsi come primo approccio al modo del capello, visto da una parrucchiera sì, ma innanzitutto da una donna consumatrice e aperta al mercato e alle novità come voi.

Il presupposto iniziale è stato quello di scrivere quel qualcosa in più che in un salone di parrucchiera non sentite, non dico mai, ma raramente, perché magari ci si sofferma su chiacchiere da salone, come è il tempo, che fai stasera, come desideri i capelli ecc. Invece andremo ad affrontare tematiche di rilevante importanza e da non sottovalutare, anche se ci sono persone che sono diciamo "acculturate" sull'argomento leggendo un articolo, oppure su Instagram, o per sentito dire su una trasmissione tv, e raccolgono qualche consiglio o novità in più.

Andremo, quindi, a vedere tutti insieme e ben assortiti in un'unica volta in questo libro tutti i consigli e le papabili informazioni relative al capello, all'hair care, all'hairstylist e ai prodotti di gamma che vi possano aiutare a sviluppare anche per conto vostro conoscenze in più sull'argomento.

Possiamo quindi dire che il mondo relativo ai capelli è veramente vasto e insito in quanto esistono innumerevoli cose da sapere, tenere in considerazione e studiare per ritenersi minimamente informati, come dire che ci vuole una laurea anche in questo settore, cercherò quindi di darvi nozioni base e nozioni master.

Non è quindi un mestiere da sottovalutare quello del parrucchiere, che in ogni caso come ogni professione necessita di studi e pratica, ed è un lavoro da artisti e professionisti.

Spero quindi di rendervi almeno un po' partecipi in quello che è il nostro mondo così affascinante e amato da tutte le donne, ma non solo dalle donne! A quante di voi il marito/fidanzato fa delle richieste più o meno fattibili su come farvi un look, su cosa vi sta bene, su come vi vorrebbe vedere… Be', il fatto è che, signori miei, i capelli sono il nostro biglietto da visita.

Si può essere vestiti casual, in tuta, struccate o quant'altro, ma la prima cosa che rende una persona in ordine sono i capelli; non è forse la prima cosa che ci soffermiamo a vedere? O a giudicare? Bene, è quindi opportuno, per gli uomini e per le donne, avere sempre il proprio biglietto da visita come si deve!

Capitolo 1:
Come curare al meglio i capelli

Come curare al meglio i nostri capelli: inizio questo libro da qui in quanto la cura e la conoscenza dalla struttura del capello sono le prime nozioni da apprendere, sono quindi le basi per iniziare una giusta comunicazione con voi, per farvi capire l'importanza di alcuni piccoli e che sembrano sciocchi accorgimenti, ma che sono le fondamenta dell'argomento.

Cos'è un capello? Lo sapete, lo vorreste sapere, lo ipotizzate, ma sono sicura che non immaginate neanche lontanamente che ci siano tanta chimica e scienza dietro!

Non vi ammorberò con lezioni scientifiche ma andremo solo a definire le parti che ci interessano ai fini dell'apprendimento, in modo tale che sappiate di ciò che sto parlando quando uso un termine piuttosto che un altro.

Anatomia del capello

Per imparare a risolvere i diversi problemi che possono colpire i nostri capelli, è bene sapere cosa è un capello, da quali elementi è formato, come nasce, come muore e come si rigenera a ogni ciclo vitale.

Il capello, o bulbo pilifero, definito anche "pelo grosso", è costituito da un bulbo con ghiandola sebacea inserito quindi nell'epidermide (la pelle) dove percepisce tutti i nutrienti dal nostro organismo (crescita del capello).

Il capello è formato da diversi strati quali, partendo dall'interno:

- **Midollo**. È la parte centrale del fusto (capello) formato da cellule prive di nucleo disposte in colonna.
- **Corteccia**. È formata da cellule allungate contenenti i componenti melaninici che determinano il colore, ed è la parte più voluminosa del capello.
- **Cuticola**. È una sottile membrana formata da cellule cornee a forma di scaglie, le une sulle altre, che costituiscono la parte visiva (le cosiddette squame). Da un punto di vista

estetico la cuticola è molto importante in quanto, quando è intatta, dà al capello un aspetto gradevole, lucido e vaporoso, migliorandone l'aspetto.

La capigliatura, comunque, naturalmente parlando, e soprattutto se sana attraversa tre fasi di attività:

- **Anagen** (fase di crescita). Il capello si trova in piena salute nella sua evoluzione di sviluppo.
- **Catagen** (fase di involuzione). Il capello sta per arrivare alla fine del suo ciclo vitale.
- **Telogen** (fase di riposo). Il vecchio capello è pronto per essere espulso. Inizia la nuova fase anagen e il ciclo continua.

I capelli crescono con una velocità di circa 0,3 mm al giorno, ossia 1 cm al mese. Essi si allungano maggiormente nella donna. Tale crescita in ogni caso tende a diminuire con l'età. Questo ritmo di crescita dei capelli è più evidente nella fascia di età compresa tra i 10-11 anni e tra i 16-18 anni, l'età dello sviluppo appunto. Quest'ultima affermazione ci fa soffermare in un punto, ossia: non è mai troppo presto per iniziare a curare i propri capelli. Sin da bambini e soprattutto da adolescenti, è necessario avere le stesse accortezze in termini di cura, a partire dagli shampoo sino al taglio.

Ma torniamo alla struttura del capello, perché ci mancano alcune nozioni importanti da assimilare.

Oltre all'acqua, gli altri elementi che costituiscono la chimica del capello sono: la cheratina, i lipidi, i minerali e i pigmenti. La cheratina è una proteina localizzata nella corteccia, quindi costituita da amminoacidi. La cheratina contiene inoltre lo zolfo, causa dell'ingiallimento dei capelli quando sono bianchi. Gli amminoacidi compongono tutto il capello e sono disposti in fasi diverse, che danno la forma al capello. Il capello contiene anche la melanina che conferisce la tipica colorazione ai capelli.

Quindi, nel bulbo attaccato alla cute, che si chiama *matrice*, troviamo i melanociti che producono la melanina, responsabile del colore dei capelli, mentre il fusto è principalmente costituito da cheratina, la proteina che rende il capello rigido. Il capello è la cosa più resistente che abbiamo nel corpo, basti pensare a quanti gradi resiste, tra phon ferri e piastre… più di 200!

Ci sono altre cose che possiamo approfondire, ad esempio il capello può essere:

- **Grosso**: la parte della cuticola (parte più esterna) rappresenta solo il 10%, il restante 90% è la parte corticale (interna) e risulta quindi più sensibili alla colorazione.
- **Fine**: cuticola 40% e parte corticale 60%, quindi contrariamente a ciò che si pensa il capello fine è più resistente alle colorazioni.

E una serie di curiosità che vi possono aiutare a capire meglio alcuni processi, anche di colorazione:

- Il ferro è più abbondante nei capelli rossi.
- Il magnesio in quelli di colore nero.
- Il piombo è più abbondante nei capelli castani.
- Il pelo bianco contiene poca o nessuna quantità di melanina.
- Lo zinco è essenziale per attivare i fattori di crescita delle cellule germinative della matrice, cioè per la crescita del capello.

Possiamo quindi capire da queste brevi spiegazioni quanto sia complessa la struttura del capello, senza contare la spiegazione chimica nel dettaglio – molecole e quant'altro – che però non affronteremo, in quanto per la vostra iniziale conoscenza è necessario sapere solo determinate cose.

Riepilogando possiamo dire quindi che il capello è formato da diversi strati: il midollo, la corteccia e la cuticola; che contiene diverse sostanze, a partire dall'acqua, al suo interno, tra cui la più importante è la cheratina. I capelli possono essere fini o grossi, e hanno un ciclo vitale in natura già prestabilito di nascita, crescita e morte.

Andiamo però avanti nell'argomento per addentrarci sempre più e scoprire tutte le altre nozioni a voi di rilevanza.

Il capello quindi contiene molte cose, acqua, grassi e proteine; come ben sapete, nell'alimentazione ci sono veramente tanti alimenti contenenti le proteine, altrettante contenenti grassi e quant'altro che vanno a influenzare quindi l'aspetto e la nutrizione del nostro corpo arrivando fino alla pelle e ai capelli. È quindi opportuno, prima di iniziare a parlare dei "rimedi" più classici, sapere quali sono le sostanze che, prima dei prodotti usuali, vanno ad agire dall'interno nei nostri capelli.

È importante sapere cosa ci fa bene e cosa possiamo adottare per avere capelli sempre più sani, quindi scoprire quali sono i cibi che rendono sani i capelli.

Sono soprattutto proteine, sali minerali e vitamine a influenzare maggiormente la qualità del capello. Ad esempio le vitamine del gruppo B, A e C stimolano la crescita del capello e lo proteggono da secchezza, fragilità e dalla tendenza a sfibrarsi. Il ferro, lo zinco e il calcio sono altri elementi fondamentali per sfoggiare una chioma in salute: svolgono infatti un'azione rinvigorente, rigenerante e anticaduta. Le proteine, infine, nutrono il capello in profondità, lo rinforzano a partire dalla cute, prevenendo che si secchi. Così anche gli acidi grassi Omega-3 contenuti in prevalenza nel pesce.

Ma vediamo quali sono i fondamentali nello specifico.

Alimenti contenenti acidi grassi Omega-3
Salmone, noci, semi di lino e di soia, pesce azzurro sono tra i

principali alleati dei capelli. Gli Omega-3, infatti, stimolano il microcircolo, favorendo la sintesi delle proteine strutturali tra cui la cheratina, un costituente fondamentale del capello, che una volta persa non può essere rintrodotta del tutto ma sintetizzata in pro-cheratina in laboratorio. Inoltre aiutano a combattere i radicali liberi, che, al contrario, alterano la produzione della cheratina, impattando sulla salute dei capelli. Gli acidi grassi Omega-3, per finire, grazie alla loro azione benefica sul microcircolo, contribuiscono anche a scongiurare il rischio di fragilità e secchezza e a donare lucentezza alla chioma.

Frutta secca e semi

La frutta secca, mandorle, anacardi e noci in particolare, contiene grandi quantità di zinco; una sua carenza provoca una crescita lenta del capello ma un eccesso può provocare un malassorbimento del rame (maggiormente presente nei capelli rossi), anche quest'ultimo contenuto nella frutta secca, nei legumi e nei cereali.

Non solo, le noci sono anche ricche di acidi grassi Omega-3, che influiscono sulla luminosità e la consistenza del capello, e selenio, un minerale che contribuisce a mantenere i capelli sani e forti.

Uova

Ricche di vitamina B7 e di ferro. Quest'ultimo determina, in carenza, la produzione di capelli più sottili e sfibrati ed è spesso responsabile della caduta abbondante.

Frutta e verdura arancione

Carote, arance, mandarini e peperoni sono dei veri alleati dei capelli. Grazie infatti al betacarotene, nutrono e proteggono il capello, rinforzandolo. Inoltre, influendo anche sulla produzione di sebo, contribuiscono a mantenerlo lucido e setoso.

Frutta ad alto contenuto di vitamina C

La vitamina C è fondamentale per i capelli: favorisce la produzione di sebo, una sostanza oleosa essenziale per stimolare la naturale crescita dei capelli e preservarne la luminosità.

Verdura di colore verde scuro

Le verdure a foglia verde, come spinaci, broccoli e cavolo, contengono in grande quantità vitamina E, fondamentale per rendere il capello più resistente e meno soggetto a sfaldarsi, calcio e ferro, tutti fondamentali per una buona salute della chioma.

Le verdure a foglia verde, il cioccolato fondente, i legumi e la frutta secca contengono una forte quantità di magnesio, più presente nei capelli scuri.

Il piombo, invece, più presente nei capelli castani, è sinonimo di inquinamento ambientale in quanto i capelli sono la sua sede principale di accumulo.

Oltre a tutta la cura esterna, è di grande importanza tenere conto di quello che mangiamo e assumiamo in termini di alimenti e quindi di sostanze benefiche per i nostri capelli. Infatti, a volte, le principali cause di caduta, di assottigliamento e di scarsa crescita dei capelli sono da attribuire a cause non esterne e quindi essere provocate dalla mancanza di una o più voci.

Visti quelli che sono i punti fondamentali possiamo quindi dire che innanzitutto, come premettevo, la cura di sé stessi risulta essere la prima cosa da affrontare e di cui prendere atto, perché influenza tutto il nostro organismo, e quindi non potremo mai avere dei capelli sani e perfetti se prima non iniziamo da queste accortezze. È dunque necessario capire quale sia il nostro diario alimentare per una salute fisica e anche estetica, che traspare appunto fino ad arrivare alla pelle e ai capelli.

Ma passiamo all'atto pratico; possiamo comunque, dopo aver appreso i fondamentali dell'alimentazione, passare ai metodi più esterni per andare a definire il lavoro da fare sui nostri capelli.

Il vero segreto per capelli sani risiede in pochi numeri magici da rispettare per quanto riguarda una serie di passaggi e di cose da fare. Vorrei iniziare dicendovi che per capelli sani si intendono capelli che abbiano già visivamente delle caratteristiche che ci fanno esclamare: "Wow, che bella chioma!".

Per esempio la lucentezza, che si ottiene in diversi modi: l'aspetto sano delle punte, un colore adatto e brillante; ma anche capelli concretamente sani a partire dall'interno, quindi parliamo di struttura del capello, come abbiamo appunto visto. Insomma, non è da sottovalutare in quanto ci sono semplici regole perché i vostri capelli diventino così; e non serve un miracolo come tante pensano, ma solo un'adeguata diagnosi e quindi azione sulla problematica.

Cosa importante però, che non tutte sanno, è che il cosiddetto hair care, ossia cura del capello, è un rituale/abitudine che tutte dobbiamo fare: magari alcune cose si differenziano tra persona e persona, ma le basi sono quelle. Andiamo a vedere nel dettaglio quali sono le "regole" fondamentali.

Il numero esatto di volte in cui lavare i capelli è tre. Lavare troppo o troppo poco i capelli ogni settimana danneggia e sensibilizza la cute e quindi rende i capelli opachi o spenti, rovinando eventuali colorazioni. In alcuni casi, ad esempio se si va in palestra e si suda alla cute, è consigliabile comunque lavarli una volta in più anzi che in meno, in quanto il sudore – che è una sostanza di rigetto del nostro corpo – è acido, e corroderebbe i capelli rischiando di seccarli maggiormente, o comunque di lenire il cuoio capelluto provocando nei casi peggiori pruriti e dermatiti.

Possiamo quindi dire che lavare i capelli, se non serve affatto, non va bene, ma se si debbono "lavare" da qualche agente, che sia il sudore o lo smog, è bene farlo anche una volta in più, sempre con le dovute accortezze (per i prodotti adatti vediamo il punto seguente).

Utilizzare prodotti adatti e quindi di qualità. Ne bastano due o tre: uno shampoo, un balsamo/crema e un pre-piega. L'utilizzo di prodotti professionali è una delle basi più sottovalutate dalle donne, in quanto non si dà il giusto peso alla qualità ad esempio dello shampoo, che non serve solo per "lavare" i capelli, ma è già il primo step per iniziare una ricostruzione della fibra capillare e va anche a risolvere alcune problematiche derivanti dalla cute (forfora, caduta dei capelli, sebo...) in quanto agisce sia sulla pelle stessa sia nel capello, ed è quindi di fondamentale importanza.

La crema o balsamo va scelta, come lo shampoo, adeguatamente al tipo di esigenza, e serve in linee generali per nutrire e districare. È importantissima e non se ne può fare a meno: anche a quelle donne che hanno pochi capelli o sottili e che non lo utilizzano, dico che devono trovare quello giusto ma lo devono usare.

Le maschere o balsami possono variare anche in base al periodo o da un giorno all'altro: ad esempio, una volta a settimana è utile fare una maschera più intensiva e lasciarla in posa; alcune altre volte invece, quando si necessita un lavaggio veloce, si utilizza un altro tipo di maschera.

Poi veniamo al capitolo pre-piega. Non tante persone conoscono e utilizzano questo tipo di prodotti, ma sono un'arma favolosa in quanto solitamente sono protettori termici (proteggono quindi dal calore del phon e delle piastre) e ce ne sono anche dalla formula ricostruttiva, districante, anti-crespo, per la protezione dai raggi UV e dagli agenti di corrosione. Mantengono quindi la lucentezza e alcuni sono utili per mantenere la piega più a lungo.

Utilizzare sempre un olio nutriente. Per lucidare, ammorbidire e districare, magari prima di spazzolarli o per rinvigorire la piega. Anche qui alcune pensano che l'olio ingrassi e non sia adatto magari per capelli sottili, ma non è così in quanto agisce e va messo solo sulle punte, e di conseguenza i capelli non si ungono.

Va scelto l'olio più adatto alla tipologia di capello e va usato quotidianamente, almeno una volta al giorno. Inoltre è possibile fare degli impacchi con olio assoluto o olio e creme prima di lavare i capelli, lasciandoli agire per più minuti possibile, facendoli con prodotti appositi o creandoli con quello che avete, ma usando sempre prodotti per capelli; diffidate dall'olio di oliva.

Quindi in sostanza bisogna investire sull'acquisto di prodotti sicuramente professionali e specifici per ottenere determinati risultati e grazie a questi tre brevi segreti – che al loro interno sono un po' come una matrioska, uno serve all'altro – già avrete dei capelli più che sani; si intende che l'aspetto sano si noterà almeno dopo uno o due mesi che avrete fatto questi passaggi, se non di più, in base al grado di danneggiamento del capello, perché se il capello presenta una fibra capillare danneggiata sarà necessario anche un buon taglio.

Ecco, appunto, il taglio, un punto debole per le donne e un'arma per il parrucchiere. Anche qui sappiate che il taglio è importante ed è necessario, perché tagliare i capelli fa parte dell'hair care. Se infatti le punte sono fortemente danneggiate, le cosiddette doppie punte, vanno rimosse solo tagliandole perché una volta arrivate a quel grado di sensibilizzazione non c'è più nulla da fare; ma se la situazione viene tenuta sotto controllo si possono tagliare solo pochissimi centimetri per rinvigorire l'aspetto sano del capello.
Il numero perfetto c'è anche in questo caso: tagliarli ogni due o

tre mesi di pochi centimetri, ma farlo! Una chicca che posso dirvi è anche di cercare di tagliarli mentre la fase lunare è crescente in quanto si sa, la Luna influenza tutto, dalle maree alla gravidanza, e anche capelli e, ahimè, i peli. Anche se ci sono teorie secondo le quali questa storia della Luna non è vera, io voglio comunque dirvela perché è una delle cose che io stessa guardo prima del taglio dei capelli.

Quindi se pensate che tagliare i capelli non aiuti state sbagliando! Tutto ciò ovviamente l'ho testato io personalmente, e posso dirvi che spuntando i capelli ogni due o tre mesi e utilizzando sempre quotidianamente un ottimo kit di prodotti per il lavaggio e il mantenimento, i vostri capelli avranno un aspetto favoloso.

La raccomandazione, oltre a questi piccoli suggerimenti, è anche di non colorarli troppo o male, ma questo lo vedremo insieme nel prossimo capitolo. In sostanza, queste rimangono le tecniche più funzionali per far crescere e far essere sani i vostri capelli.

Vediamo qualche curiosità a proposito del taglio.

È utile un taglio corto dei capelli?

Anzitutto, capelli lunghi tendono a sporcarsi più velocemente di capelli corti.

È preferibile avere un taglio corto dei capelli per ottimizzare le procedure di shampoo e applicazione di lozioni, le quali raggiungono più facilmente il cuoio capelluto anziché rimanere sui e tra i capelli.

In media è consigliabile un taglio corto (1-5 cm) ogni 30/45 giorni.

Non è vero che tagliare i capelli più corti li rende più forti e li fa crescere di più. Infatti, il taglio non influisce sulle zone sottocutanee, laddove ha origine il capello.

È vero invece che, in caso di capelli "sciupati", cioè rovinati esternamente (ad esempio con doppie punte), il taglio elimina queste parti (dovute a phon troppo caldo, permanenti, tinture, agenti atmosferici ecc.) le quali purtroppo si logorano perpetuamente, per le cause prima elencate.

Il taglio non influisce quindi sul numero di capelli.

La fase vitale di ricrescita dei capelli avviene in modo diverso tra uomo e donna.

Nell'uomo ogni 2/4 anni abbiamo il ricambio del bulbo pilifero, nella donna quasi il doppio: tra i 3/6 anni. Possiamo infatti dire che nell'uomo la caduta avviene in maniera più sostanziosa e pertanto sono necessarie accortezze che non tutti conoscono, quali i metodi anticaduta.

La prevenzione della caduta dei capelli va fatta a prescindere, nel caso degli uomini dopo i 25 anni è opportuno valutarla in quanto il collagene, sostanza che si trova sulla nostra cute, viene prodotto in quantità maggiore da dopo quell'età soprattutto nel sesso maschile. Il collagene va a soffocare il bulbo pilifero, indurendosi e non lasciando crescere più il capello, quindi adoperare prodotti anticaduta servirebbe ad alleggerire tale processo.

I prodotti anticaduta, infatti, contengono una sostanza detta Aminexil, che va a impedire l'indurirsi del collagene e a nutrire il bulbo pilifero per far sì che non muoia. Nel dettaglio vedremo i prodotti anticaduta nel capitolo 3.

Prima di chiudere con questo capitolo, rimanendo nel tema taglio, voglio lasciarvi più ottimiste. Il lato positivo del taglio, oltre a fare bene ai capelli come abbiamo detto finora, è un mezzo di tendenza, di culto e di cultura.

Dagli anni Venti, tagliare i capelli coincise con l'emancipazione e la liberazione della donna, che ha sviluppato la sua femminilità aggiungendo alle paillettes delle onde glamour ricordate da tutte. O negli anni Sessanta, dove le forme geometriche hanno iniziato a prendere vita grazie a Vidal Sassoon con i caschetti, il famoso taglio a cinque punte e i capelli corti che sono rimasti da allora un segno di riconoscimento per una donna forte e di successo.

Le attrici, le modelle, e ora le influencer non resistono a tagliare almeno una volta nella vita i capelli corti, dichiarandolo come punto di svolta. Poi si sa, come disse Chanel: "Una donna che si taglia i capelli è in procinto di cambiare la sua vita", o più o meno, come minimo le sta succedendo qualcosa!

La massima esponente del taglio corto fu Twiggy negli anni Sessanta, ma poi una sfilza di modelle e attrici ne ha fatto un punto di forza e di chiacchierato cambiamento: ricordiamo Miley Cyrus che, da ragazzina con capelli lunghi, ha sfoggiato un taglio cortissimo rock e biondo che fece parlare di lei per mesi.

Il taglio rappresenta quindi un twist per la propria immagine che ha significato per alcune la crescita non solo anagrafica ma anche professionale, un modo dunque per rimarcare il cambiamento di femminilità. Negli anni successivi infatti l'emblema della femminilità è rappresentato da una donna essenziale e minimalista che per mantenere la sua chioma non fa nessuno sforzo, nemmeno quello di andare dal parrucchiere.

Gli anni Settanta, con i capelli scalati di Farrah Fawcett, gli anni Ottanta con Madonna che cambiava look a ogni concerto, fino ad arrivare alle icone della moda anni Novanta quando ci fu il ritorno delle chiome lunghe e sinuose. Oggigiorno invece c'è di tutto, e ci sono tutti questi meravigliosi anni mixati tra di loro, ma il taglio di capelli rimane comunque un modo per far parlare di sé ancora validissimo.

RIEPILOGO DEL CAPITOLO 1:

- SEGRETO n. 1: lavare i capelli massimo tre volte a settimana.

- SEGRETO n. 2: utilizzare prodotti di qualità, dallo shampoo alle piastre o ferri.

- SEGRETO n. 3: mangiare cibi sani e ricchi di sostanze che fanno bene ai capelli.

Capitolo 2:
Come colorare i capelli senza rovinarli

Una delle cose fondamentali e più cercate dalle donne è la colorazione: che sia per coprire i capelli bianchi, quindi per necessità, o per cambiare look, la colorazione dei capelli è una delle cose più amate e odiate in quanto, se non fatta a dovere, non solo rovina le aspettative ma rovina anche i capelli!

La colorazione dei capelli esiste da tempi antichi, già le donne dell'antico Egitto usavano unguenti misti a oli e un henné per cambiare il colore dei propri capelli; le donne dell'antica Grecia, invece, si avvalevano delle tecniche usate per colorare la lana. Le donne dell'antica Roma possedevano ricette ben precise per ottenere capelli biondi, bruni, rossi o neri come l'ebano, arrivando alle tecnologie più avanzate dei giorni nostri.

Il colore dei capelli, in natura, è un tratto somatico riconoscibile, almeno in una popolazione eterogenea come quella europea, ed ereditabile. È logico quindi aspettarsi che sia strettamente controllato dai geni, si tratta di oltre un centinaio di geni, alcuni dei quali sono stati associati per la prima volta al colore dei capelli. La biologia della pigmentazione è definita dalla variazione di quantità, concentrazione e distribuzione di due grandi tipologie del pigmento melanina: eumelanina, di colore scuro, e feomelanina, con tonalità dal giallo al rosso.

Ma vediamo che cos'è la colorazione, partendo dal presupposto che ognuno di noi ha un capello morfologicamente diverso (influenze di tipo geografico: capelli asiatici, afro o europei) che si differenzia sia per caratteristiche di provenienza etnica, sia per caratteristiche ovviamente genetiche. Possiamo quindi dire che ognuno ha un capello diverso dall'altro e che le reazioni chimiche a esso correlate si basano sì sugli stessi principi, ma avranno o potrebbero comunque avere risultati più o meno diversi.

I capelli naturali, come prima citato, contengono la melanina che dà il colore ai capelli, ma esistono a loro volta componenti che danno una tonalità anziché un'altra ai capelli: biondi, rossi, castani, neri. La colorazione avviene prima di tutto in modo naturale, basti pensare ai capelli dei bambini schiariti dal sole, segno più evidente dell'azione "corrosiva" del calore e dell'acqua miscelati che ossidano la melanina.

Non solo i bambini quindi hanno questa fortuna/sfortuna, ma anche tutti noi. Sì, forse l'effetto di naturale schiaritura è piacevole alla vista, ma come ogni schiaritura ha i suoi effetti collaterali. Il sole, purtroppo, non schiarisce solo i capelli, ma li danneggia così come altri agenti atmosferici come l'inquinamento, i raggi UV, le polveri ecc. È quindi opportuno sapere queste cose per poter proteggere e curare a dovere i nostri capelli.

Come si può dimostrare scientificamente, la colorazione cosmetica comporta ovviamente un cambiamento al capello, e seppur modesto, può fare danno. Occorre infatti saper scegliere con cura il tipo di colorazione e le tempistiche di applicazione, per poter avere sempre un risultato ottimale. Ma andiamo per punti, e vediamo nel dettaglio qualche piccola spiegazione tecnica che ci aiuta a capire un po' di più la tematica.

La colorazione avviene mediante due procedimenti:

- **Colorazione permanente.** Una colorazione che avviene grazie alla miscelazione di due prodotti e che comprende un processo di ossidazione (schiaritura, schiaritura parziale).
- **Colorazione diretta.** Una colorazione che non comprende nessun processo ossidativo, cioè il prodotto è pronto all'utilizzo, quindi questo colore non ha un potere di schiaritura.

Tra le due, ovviamente, potete già intuire le differenze: nella prima possiamo riconoscere le colorazioni a cui siamo abituati a sottoporci dal parrucchiere o nel fai-da-te, nel secondo caso parliamo dei cosiddetti bagni di colore temporanei, che con i lavaggi vanno scemando. È però opportuno, soprattutto per chi ama il fai-da-te, non lasciarsi ingannare dalle confezioni dei supermercati, che utilizzano delle terminologie non sempre appropriate che possono mandarvi in confusione.

La colorazione diretta può avvalersi anche del concetto delle tinture semipermanenti, che hanno una durata di 6/10 lavaggi e servono soprattutto a modificare lievemente il colore naturale, di un tono o due, ma non schiariscono i capelli. Sono utili in quelle persone con pochi capelli bianchi (meno del 30%); possono contenere composti chimici (soprattutto coloranti tessili) o coloranti di origine vegetale: anche l'henné, ad esempio, è un colorante semipermanente.

La colorazione permanente invece comprende le classiche tinte con o senza ammoniaca. Le tinture permanenti sono necessarie se i capelli bianchi sono molti o se si vuole modificare drasticamente il colore naturale; agiscono attraverso un processo di ossidazione e tingono il capello in modo duraturo, poiché il colore non viene rimosso dallo shampoo.

Tutte le tinture permanenti contengono parafenilendiamina o suoi derivati e possono causare reazioni allergiche: in generale danneggiano il capello quanto più il colore prescelto è più chiaro del colore originale. Aumentando il cosiddetto "volume" dell'ossidante, infatti, il capello viene aggredito maggiormente, fino a depositarsi più verso l'interno della struttura stessa.

L'altra sostanziale differenza infatti è che i prodotti di colorazione si collocano in posizioni diverse nella struttura del capello, e quindi in termini di sensibilizzazione ovviamente vedremo delle differenze.

La colorazione diretta rimane all'esterno, si ferma perciò sulla cuticola, mentre quella permanente, che come dice la parola stessa persiste, si colloca nella corteccia, quindi più aumentiamo i volumi di ossidante cioè di schiaritura, più ci avviciniamo al midollo, ma fortunatamente nessuna delle due arriva a intaccare il midollo, anche perché altrimenti la struttura del capello si sgretolerebbe.

Fa parte della colorazione permanente anche la famosa "decolorazione", anch'essa responsabile della sensibilizzazione del capello. Tutte le pratiche di decolorazione, infatti, rovinano in modo permanente il fusto del capello, ed ecco perché una volta effettuata una tintura bisogna evitare di cambiare spesso il colore, ma soprattutto non bisogna passare da una tintura più scura a una più chiara perché per rimuovere la tintura permanente dal capello sono necessari procedimenti che danneggiano moltissimo il fusto.

In ogni caso, in un'unica soluzione di schiaritura tramite decolorante non otterremo mai un cambiamento drastico del colore, che andrà smontato progressivamente e con dedizione. Le tinture permanenti, almeno il colore unico passato su tutta la chioma, spesso danno al capello un aspetto omogeneo, poco naturale, in quanto normalmente i nostri capelli non hanno un colore uniforme lungo tutto il fusto (le punte sono infatti più chiare) e anche i capelli vicini hanno colori un po' diversi.

La decolorazione e le tinture sono comunemente usate e nessuno è mai morto per tutto ciò quindi non spaventatevi, occorre solo avere criterio nella scelta del colore stesso, della tecnica, delle tempistiche, e affidarsi sempre a un professionista sarebbe meglio.

Attribuire problematiche dei capelli come facilità a spezzarsi, maggiore tendenza a cadere, doppie punte, opacità o seborrea ai trattamenti ai quali li si sottopone non è del tutto corretto, tutto dipende da quanto magistralmente i trattamenti sono eseguiti dal parrucchiere o dal fai-da-te. Quando la tintura non viene correttamente risciacquata, per esempio, può penetrare nel cuoio capelluto, aumentando anche il rischio di caduta. Prodotti utilizzati per la tintura o per la permanente non adeguatamente testati possono indurre reazioni allergiche e facilitare la caduta, come pure a seguito di una permanente eseguita male i capelli possono spezzarsi molto facilmente e può addirittura comparire un'alopecia, anche grave.

È bene tener presente che le tinture permanenti sono più aggressive per il capello anche perché contengono al loro interno delle sostanze che possono essere sia degli allergeni, ma anche dei possibili agenti carcinogeni: vedi parafenilendiamina e suoi derivati in quanto in grado di favorire danno al DNA, inducendo quindi mutazioni che potrebbero partecipare all'insorgenza del tumore.

Per contro, altri ricercatori non hanno evidenziato una correlazione diretta tra tinture permanenti e aumento dei tumori, sia nelle categorie esposte professionalmente sia nei consumatori. Resta che, negli ultimi anni, le norme per i produttori di tinture sono diventate più restrittive, in quanto molte sostanze sono state proibite; la marca del prodotto, ovviamente, conta, cercate sempre di conoscere i prodotti che utilizzate voi direttamente, o che vi fate applicare dal parrucchiere. A volte, come si dice un nome è una garanzia e su certe cose la regola non sbaglia.

Vediamo bene nel dettaglio le colorazioni classiche, come sono formulate e come agiscono, seguendo con qualche consiglio pratico.

Tinture di ossidazione

I prodotti di colorazione a ossidazione rappresentano la tipologia di colorazione che consente di schiarire o scurire il colore naturale dei capelli, di intensificarne o modificarne i riflessi, garantendo un risultato duraturo e persistente, come abbiamo visto precedentemente.

Tali tipi di tintura sono generalmente dei prodotti in crema, oleosi o gelatinosi contenenti sostanze incolori, che solo in seguito a ossidazione si trasformano in veri e propri coloranti permanenti. Il contenuto dei tubi o flaconi di tinta non è un colore vero e proprio ma un precursore del colore che, a seguito di reazioni chimiche di ossidazione e condensazione, forma sostanze coloranti.

Il meccanismo della colorazione si base sull'uso di sostanze di piccole dimensioni dette appunto precursori. Tali molecole infatti, proprio grazie alle loro dimensioni, penetrano all'interno della fibra capillare, attraversando la cuticola e arrivando alla corteccia, agevolati dal rigonfiamento del capello provocato dall'ambiente basico (viene infatti fatto largo uso di ammoniaca).

Quale ossidante si usa il perossido di idrogeno H_2O_2, più noto con il nome di acqua ossigenata.

Tra i precursori del colore maggiormente utilizzati ricordiamo il para-diaminobenzene, il meta-diidrossibenzene e il para-amminofenolo.

Una volta penetrati, i precursori reagiscono con l'ossigeno che viene addizionato alla tintura al momento dell'uso formando pigmenti di maggiori dimensioni che rimangono incorporati nella fibra del capello. È importante quindi il dosaggio di tali sostanze mediante delle bilance e delle proporzioni tra i componenti prestabilite.

Tali pigmenti colorati hanno un alto potere coprente e risultano particolarmente stabili alla luce e all'azione di agenti chimici come shampoo o qualsivoglia altro prodotto usato (balsamo, lacca ecc.).

L'acqua ossigenata non solo permette la formazione dei pigmenti, ma esplica anche, contemporaneamente al processo di colorazione, un'azione di decolorazione del capello, cioè della distruzione della melanina che ne è il pigmento naturale. In tal modo il capello risulta schiarito, e diventa perciò predisposto a essere colorato, se si vuole, in una tinta più chiara e diversa da quella naturale.

La scelta della concentrazione di acqua ossigenata viene determinata dal tipo di colore che si vuol ottenere o dalla percentuale di capelli bianchi presenti. Di solito viene utilizzata a bassa concentrazione (10-20% v/v) mentre quella a maggiore concentrazione (30-40% v/v) viene usata quando si vuole schiarire il colore.

Al fine di uniformare, a livello di Comunità Europea, i vari colori è stata introdotta una classificazione secondo la seguente scala:

1 Nero

2 Bruno

3 Castano scuro

4 Castano

5 Castano chiaro

6 Biondo scuro

7 Biondo

8 Biondo chiaro

9 Biondo molto chiaro

10 Biondo chiarissimo

I parrucchieri, sulla base della loro esperienza, sono usi miscelare in opportune quantità tali colori al fine di ottenere quello desiderato.

Precauzioni e consigli

Per preparare il prodotto vanno usati recipienti di plastica e per mescolarlo bacchette di plastica.

Non si deve mai toccare il preparato con metalli, in quanto questi possono causare modificazioni nella colorazione e distruggere cataliticamente gli ossidanti presenti nella miscela.

Dato che le tinture per capelli possono provocare macchie sui vestiti molto difficili da eliminare, è opportuno proteggere gli abiti e le mani, che vanno coperte con guanti di plastica.

In linea di massima non bisognerebbe lavare i capelli prima di applicare la tintura, per non allontanare il film protettivo di grasso dal cuoio capelluto e dai capelli.

Un lavaggio preventivo è consigliabile solo nel caso di capelli molto sporchi, trattati con lacche o unti: il lavaggio deve essere leggero e senza frizione.

Tinture dirette

Le tinture semipermanenti sono anche dette colorazioni dirette, perché già contengono le sostanze coloranti e sono pronte per l'uso.

Sono prodotti che possono colorare i capelli direttamente, senza che vengano coinvolti meccanismi di ossidazione e decolorazione simultanea, in quanto non contengono acqua ossigenata, e che sono caratterizzati da una minore durata del colore.

I diversi coloranti sono incorporati in un supporto cosmetico che deve garantire una buona solubilizzazione.

Si tratta di coloranti con molecole piuttosto piccole, stabili alla luce, a carattere basico e perciò dotati di un'elevata affinità con la fibra del capello. Non penetrano nella corteccia, ma si depositano inalterati superficialmente, sulla cuticola, stabilendo con le proteine dei legami sufficientemente saldi da resistere all'azione dell'acqua, ma da non resistere all'azione dello shampoo. Perciò tali prodotti si asportano del tutto dopo 5-6 lavaggi, restituendo al capello, contrariamente alle tinture di ossidazione, il suo colore naturale.

La modalità di applicazione consiste nel distribuire, sulla capigliatura lavata con shampoo e appena asciugata, il prodotto tal quale, che viene lasciato in posa per 15-30 minuti.

Prodotti di colorazione temporanea o fugace
Vengono usati per realizzare, in modo rapido e semplice, un cambiamento temporaneo del colore naturale o artificiale dei capelli, con questi scopi:

1) Correggere o migliorare una colorazione permanente appena fatta che non risulta soddisfacente;

2) Eliminare le sfumature giallastre dei capelli bianchi, dando loro del grigio;

3) Ridurre dopo una decolorazione le eccessive tonalità gialle o rosse;

4) Ridare luminosità e riflesso a un capello opaco o sbiadito.

I prodotti di colorazione temporanea sono prodotti pronti all'uso, che non contengono né ammoniaca né acqua ossigenata, e che non si risciacquano dopo l'applicazione.

I coloranti impiegati in tali prodotti sono generalmente molecole di grandi dimensioni e, come tali, incapaci di penetrare nella struttura del capello.

I coloranti aderiscono alla superficie del capello grazie all'impiego di alcune resine disciolte nella soluzione da applicare.

Tali resine, oltre a dare corposità e brillantezza al capello, hanno lo scopo di rendere il prodotto facilmente eliminabile con uno shampoo, ma al contempo di essere sufficientemente resistenti all'umidità e agli sfregamenti da evitare che si macchino cuscini, vestiti ecc.

Abbiamo visto le diverse tipologie di colorazione in termini chimici, ma vediamo in termini tecnici quali sono le colorazioni più utilizzate negli ultimi decenni.

Tintura/colore omogeneo

Consiste nell'applicazione omogenea, e quindi totale, del colore su tutta la capigliatura. Può essere applicato anche un diverso colore alle radici e uno alle punte, ma il concetto basilare rimane quello di unificare il colore, più o meno gradualmente, dalla radice alle lunghezze e le punte. Si applica partendo dalla cute facendo delle divisioni semplici e piccole di porzioni di capello, per poi applicare "spalmando" il colore sulla cute. Si allunga la colorazione sulle lunghezze e sulle punte mediante l'ausilio di un pettine/spazzola che aiuterà la distribuzione del prodotto.

Mèches

Permettono di realizzare un gioco di colore e di tonalità che si muove nei toni più chiari. Per realizzare una *mèche*, l'hair stylist decolora le ciocche più grosse realizzando un effetto più marcato e netto, e ottenendo una sfumatura più decisa nel colore, attraverso delle stagnole di un alluminio particolare adatto ai capelli (non quello da cucina perché contiene troppo ferro e si surriscalderebbe). In questo senso, l'effetto con le mèches tende a essere molto più visibile rispetto ai colpi di sole. Si effettuano utilizzando la decolorazione ed eventualmente un tonalizzante dopo, ma possono essere fatte anche con diverse colorazioni di tinta e decolorazione (effetto più miscelato, due o tre colori insieme).

Dopo aver eseguito le mèches a casa o dal parrucchiere di fiducia, bisogna tenere in considerazione che il capello può risentirne. Si rende quindi necessario applicare una **maschera ristrutturante** almeno una volta alla settimana. Serve cercare di evitare l'uso eccessivo di piastre per capelli e proteggere gli stessi con spray appositi.

Colpi di sole

Permettono di sfoggiare capelli decorati con ciocche di misura inferiore rispetto a quella della tecnica descritta precedentemente. I colpi di sole sono di colore chiaro e vengono realizzati dagli esperti creando un tono su tono naturale che dona alla chioma un effetto unico. Si effettuano utilizzando la decolorazione ed eventualmente un tonalizzante dopo. Sono effettuate anch'esse tramite le stagnole.

Shatush

L'ideatore, Aldo Coppola, inventa questa tecnica nel 1978 per dare più "naturalezza" alla colorazione. Consiste nel colorare di tonalità più scure la parte superiore e di schiarire, mediante la decolorazione, le parti delle lunghezze e delle punte. La tecnica principale da lui inventata è quella della cotonatura delle lunghezze e delle punte che rende invisibile la famigerata "riga" che si andrebbe a formare con il decolorante, creando quindi una sfumatura a partire da un colore più scuro che schiarisce nelle punte.

Balayage

Si tratta di una tecnica di colorazione dei capelli, o meglio di schiaritura, che mira a donare un mix di luminosità e tridimensionalità alla chioma in tutta la sua lunghezza, fino a ottenere il cosiddetto effetto "sunkissed", ovvero l'effetto "come baciato dal sole". Colora i capelli in modo non uniforme e la particolarità che lo differenzia da altre tecniche simili, come lo shatush, è che non si concentra solo sulla parte finale della capigliatura ma è realizzato su tutta la lunghezza del capello e in punti strategici per dare luce e scolpire il viso.

Un altro plus del balayage è che non comporta il problema della ricrescita, il risultato è molto naturale e per questo si adatta alla perfezione a tutte le carnagioni e colori di capelli; aumenta la luminosità del tono di base. Se siete castane si può ottenere un bel *bronde*, un mix tra castano e biondo che vira verso il biondo scuro.

Passando al tema delle acconciature, ovviamente il balayage risalta con i capelli lunghi e medio-lunghi e con un taglio preferibilmente scalato, poiché le ciocche andranno a creare una cornice per il volto. Ma anche gli attualissimi bob e i tagli medi in generale risaltano.

Ribadisco quindi di affidarvi sempre a degli esperti e di non lasciarvi condizionare dalle pubblicità o dalle immagini nei supermercati, perché fare un colore non è solo chimica e colorimetria ma anche gusto e metodo. Per fare una colorazione efficiente bisogna essere esperti e avere degli ottimi prodotti, in quanto ora come ora in commercio siamo pieni di ogni cosa ma è importante non affidarsi al caso, bensì a dei professionisti! E questo non lo dico solo perché lo faccio di mestiere ma perché come ogni cosa, se vogliamo ottenere dei risultati efficienti, le cose da adottare sono sempre le stesse: qualità e professionalità.

La colorazione è un mondo molto vasto, fatto da millenni di esperienze, storia, ricerca, crescita, e si avvale di infinite tecniche, non a caso noi parrucchieri ci definiamo e siamo definiti degli artisti! Le varie colorazioni che possono servirvi, affascinarvi, incuriosirvi sono molteplici, ma il concetto è sempre lo stesso: qualità.

Detto ciò voglio introdurvi quello che invece è, in termini di colorazione, il nostro pane quotidiano, il nostro modo di colorare ogni donna. Dico nostro perché faccio parte di un gruppo, un'azienda specializzata nella colorazione dei capelli che utilizza un metodo di colorazione differente da quelli visti precedentemente.

Degradé

Si utilizzano esclusivamente prodotti di qualità sia nel campo della colorazione che dello styling, come L'Oréal, Kerastase e ghd.

È un vero e proprio metodo di colorazione innovativo in quanto definito colorazione "verticale" anziché orizzontale come quelle viste finora, colora cioè i capelli nel verso della loro naturale crescita; oltre a essere efficiente, abbraccia tutte le esigenze delle donne soddisfacendo tutti i gusti, anche per quanto riguarda le tendenze.

L'utilizzo di prodotti top nel settore garantisce il risultato finale ma non solo, garantisce il rispetto e la cura del capello come primo punto. Sì, perché come cuore del centro Degradé c'è la professionalità e quindi la garanzia di avere un servizio al di là del semplice colore.

Nasce dall'esigenza di naturalezza e di confort per il capello, e quindi riesce a rendere ogni colore sfumato e lucido, due delle principali caratteristiche del metodo.

Il degradé si compone di effetti di luci e ombre, creati a regola d'arte e su misura per ogni tipo di esigenza e gusto: nel montaggio degradé di una testa possono essere miscelate infinite tecniche al suo interno, in quanto il metodo spazia in termini di tecnica e quindi di effetto.

È una colorazione che si ispira alla naturalezza dei capelli schiariti dal sole e dal tempo, come quelli delle bambine, con punte e contorni viso chiari e sfumati.

Mitiga inoltre l'effetto ricrescita, in quanto alla radice troveremo delle porzioni di capello frastagliate e colorate con diverse tipologie di prodotto, che sfumano e non creano l'odioso effetto ricrescita netto e visibile.

Possiamo dire che coloriamo ogni tipo di donna, dalla bambina, lasciando per lo più la base immacolata, alla donna di tendenza alla moda e a quella con il 100% di capelli bianchi, con la massima resa del lavoro.

L'esigenza vuole che in caso di ricrescita, là dove ci sia bisogno di ritoccare le radici o in certi casi anche le lunghezze, capelli bianchi ecc, vengano fatte delle "gestioni", in cui lasceremo intatto l'effetto iniziale del degradé, lucidando e colorando i capelli come se fosse la prima volta; e anzi più lo si fa e più l'effetto sarà migliore, sempre più naturale.

Come colorazione spazia in quella che è la tradizione, emulando l'effetto mèches (che però non sarà mai come le mèches, ossia nette e aggressive) e l'effetto dello shatush (solo punte schiarite) o creando dei veri e propri effetti moda o naturali.

L'effetto naturale è solo uno dei motivi per scegliere il degradé: un altro vantaggio di questa tecnica è la bassa manutenzione.

Sulla base dei capelli vengono utilizzate nuance naturali più simili possibile alla base naturale, che quindi non dà luogo all'effetto ricrescita.

Inoltre, il degradé è perfetto per eseguire l'hair contouring, cioè creare con il colore dei capelli un gioco di luci e ombre che valorizzi i tratti del viso e minimizzi i difetti.

Per chi ha i capelli biondi o castani il degradé è un ottimo modo per dare personalità al colore: l'hair stylist potrà scegliere a seconda della base i colori da applicare, più freddi come il cenere o più caldi come il miele o il caramello, fino al cioccolato per i toni più scuri.

I colori utilizzati sono di diverso tipo, con e senza ammoniaca, ma appartengono anche a "famiglie" diverse, sono cioè visivamente differenti e ognuna di loro agisce in maniera diversa.

Ci sono prodotti che lucidano o tonalizzano solamente, senza cambiare il colore naturale, colori più schiarenti, colori che scuriscono, c'è il decolorante che però è rigorosamente non eccessivo e soprattutto non applicato sull'intera capigliatura, in alcuni casi ad esempio non serve e non c'è del tutto.

La durata del degradé è veramente relativa, nel senso che non avendo notevoli effetti ricrescita visibili non sarà mai un colore brutto e che "si vede che è da rifare", perché anche con il passare del tempo il colore ossida e scarica in maniera progressiva e del tutto naturale. È comunque consigliabile un'applicazione che va dai 3-4 mesi tra un degradé e l'altro, semplicemente perché così facendo i capelli saranno sempre per lo più lucidi, e sempre graduati bene.

Come colorazione, la ritengo la più completa e la più rispettosa del capello, in quanto i capelli vengono colorati miscelando e applicando i prodotti in maniera diversa dalle tecniche finora viste sul mercato, perseverando sempre nella cura e nel rispetto del capello come primo punto fondamentale.

Non sto qui a spiegarvi nel dettaglio l'applicazione che viene fatta, in quanto è impossibile vista la complessità nell'imparare il metodo. È una scuola vera e propria, fatta di step che uno dopo l'altro portano al compimento della mappa di uno dei tanti degradé. Esiste infatti una scolarizzazione diretta dall'azienda, mediante la quale i parrucchieri possono aderire al corso di formazione per imparare questo fantastico metodo, fatto per soli professionisti.

Il degradé si può effettuare solo ed esclusivamente presso i saloni che hanno effettuato dei corsi professionali, appunto.

La nostra formazione si estende anche nel campo gestionale e quindi di sviluppo, in termini numerici, del salone: parametri, fiches e quant'altro. Infatti la gestione del salone, oggigiorno, dovrebbe essere paragonabile al lavoro artigianale stesso, perché i saloni di oggi necessitano assolutamente di un controllo.

Taglio verticale abbinato alla colorazione

Un altro asso nella manica della nostra azienda è il taglio, che si chiama "taglio verticale". Abbinato appunto al degradé, che colora i capelli in verticale, questo è un taglio di rifinitura ossia applicabile in ogni caso, su ogni capello, su tutti tipi di taglio in quanto è misurabile, sartoriale per ogni tipo di esigenza.

Si effettua per alleggerire le lunghezze, o togliere la quantità in caso di eccessiva densità, ma può essere anche utilizzato per dare volume, anche e soprattutto sui capelli sottili.

Ovviamente l'azione che viene fatta è diversa in ogni caso elencato, ma effettuata solo ed esclusivamente con una classica forbice.

Prendendo sezioni e proiezioni diverse, tagliando in modi appositi, riusciamo a definire quella che è la forma del taglio già precedentemente fatto. Può inoltre essere applicato a solo delle parti della testa, o possono essere effettuate azioni diverse nelle diverse zone della testa. Insomma, anche con il taglio si mantiene quella che è la più grande caratteristica che contraddistingue il mio modo di colorare i capelli, l'essere sarti dei capelli come si suol dire, centellinando ogni singolo particolare, analizzando ogni esigenza, dove, come e quando su ogni singola testa, che avrà ovviamente sempre esigenze diverse.

Credo che la professionalità sia data, come saprete, da un insieme di cose: studio, applicazione, innovazione, corsi di aggiornamento, di gestione e tante altre cose. La professionalità è un valore che personalmente ricerco in ogni cosa, dall'abbigliamento, al beauty, al cibo, nei viaggi…

Quindi il consiglio principale per quanto riguarda la colorazione dei capelli è che non è prettamente fine a sé stessa, cercate e affidatevi a chi fa del proprio mestiere un'arte e un bisogno a 360 gradi.

RIEPILOGO DEL CAPITOLO 2:

- SEGRETO n. 1: Colorarsi i capelli da un professionista.

- SEGRETO n. 2: Utilizzare sempre prodotti di qualità.

- SEGRETO n. 3: Colorare i capelli non troppo spesso.

- SEGRETO n. 4: Selezionare sempre il professionista e il metodo di colorazione.

Capitolo 3:
Come mantenere i capelli al top

Tutto quello che abbiamo visto insieme finora, tutte quelle informazioni, nozioni, termini, tecniche, consigli e quant'altro, vanno a sfociare in un altro argomento spinoso, quello dei prodotti professionali.

Per prodotti professionali intendo il "bagaglio", l'armamentario, il beauty – e chi più ne ha più ne metta – che ogni donna deve avere per avere e preservare capelli sempre al top. Parliamo di shampoo, maschere, oli, ma anche di attrezzature come il phon, le piastre e i ferri. Non sono da sottovalutare perché, come abbiamo visto in precedenza, anche un semplice shampoo in realtà è sinonimo di cura e di qualità.

L'utilizzo di prodotti di gamma è un argomento un po' ostile in quanto ognuno di noi ha preferenze, e anche disponibilità di denaro, diverse l'uno dall'altro.

Consigli utili

Quello che posso dire senza dubbio è che spendere un po' di più in una sola volta è meglio che spendere piccole somme, per ottenere ovviamente risultati più deludenti a cui poi si deve rimediare.

Spesso si pensa che un po' di shampoo e un balsamo qualunque sopperiscano a tutte le esigenze delle proprie chiome, senza contare che le tipologie di capello sono tante e che ognuna richiede attenzioni e prodotti specifici. Ma non solo. A influire sulla loro salute è anche il modo in cui li trattiamo, e quindi con cosa li pettiniamo, come li asciughiamo o la temperatura dell'acqua che scegliamo quando li laviamo. Individuiamo alcuni accorgimenti che è bene tenere a mente quando mettiamo le mani in testa per sfoggiare capelli sani, forti e lucenti.

Shampoo e maschere/balsami

Come primo step metto lo shampoo. Esso, come già detto, non solo lava i capelli ma li ristruttura, li disciplina, regola il pH sul derma, regola eventuali dermatiti, desquamazioni, forfore e rossori. Lo shampoo è il primo acquisto che ti consiglio, possibilmente sotto accurata diagnosi di un esperto.

La qualità in ogni caso ripaga sempre, bisogna saper scegliere con accurata selezione i prodotti di gamma che più ci servono. I più gettonati sul mercato non sempre sono sinonimo di qualità, in quanto ciò che rende un prodotto di valore è la sua ricercatezza e quindi anche il costo. È ragionevole che un prodotto buono sia costoso in quanto dietro ci sono ricerche, scelte e spese non sicuramente uguali a un prodotto simile (solo all'apparenza).

Gli shampoo, ad esempio, sono ottime cure per problematiche serie come la dermatite, la forfora, la secchezza cutanea o il sebo. Sono al pari dei medicinali, non per nulla vengono venduti nelle farmacie e anche nelle erboristerie: alcuni brand professionali per parrucchieri sono al pari dei prodotti farmaceutici ma vanno comprati quelli adatti alle tue specifiche esigenze. Sbagliare shampoo può provocare a sua volta dermatiti e desquamazioni, bruciori o appesantimento alla cute come se non ti fossi lavata bene i capelli!

Le creme/maschere hanno anch'esse la stessa valenza dello

shampoo, ma possono essere diverse dalla tipologia dello shampoo in quanto possiamo avere problematiche diverse alla cute anziché sulle punte. Le creme o balsami servono nella maggior parte dei casi per nutrire o comunque ammorbidire i capelli, per disciplinari e districarli. È un punto fondamentale nell'hair care in quanto, senza di esse, non daremmo sufficiente nutrimento e cura ai nostri capelli, che sicuramente per un motivo o l'altro sono sensibilizzati.

Possono servire a curare alcune problematiche dei capelli, se riparabili: infatti le creme, accuratamente scelte e applicate quotidianamente, magari anche insieme a dei trattamenti più specifici fatti dal parrucchiere, andranno a risolvere parecchie problematiche. Non sono quindi da sottovalutare, non sono semplici saponi, sono delle armi contro esigenze varie ed eventuali della cute, o di lunghezze e punte.

Esistono anche shampoo e creme in qualche modo "coloranti", ad esempio quelli anti-giallo, o maschere che colorano e pigmentano un capello, ovviamente già colorato, e vanno quindi solo a rinforzare la tonalità, ma che hanno comunque la durata di qualche lavaggio.

Phon, piastre e ferri

Anche questi splendidi attrezzi del mestiere vanno scelti a dovere. Partiamo dal phon: che deve essere di buona qualità non te lo dico nemmeno, come consiglio posso dirti di acquistare phon di ultima generazione (ghd, Parlux, Dyson). Al di là della marca è meglio acquistare phon professionali che non solo vi assicurano una buona riuscita dell'asciugatura, ma sono anche più veloci, sicuri e durano di più nel tempo.

È importante anche la manutenzione del phon, ad esempio mantenere la griglia che ha dietro pulita e senza capelli o polvere, è meglio quindi sganciarla e pulirla spesso, in quanto si potrebbe poi bruciare la resistenza; inoltre spegnere sempre il phon e poi staccare la spina.

Per le piastre e ferri consiglio ghd, perché sono styler tra le più moderne e tecnologiche e quindi avanzate in termini di rispetto del capello. È importante, tra l'altro, non abusare di nessuno di questi attrezzi, in quanto sono comunque fonti di calore e sono dunque stress per il capello. Per quanto siano di qualità, è consigliabile l'uso non troppo frequente e l'utilizzo di qualche protettore termico prima. Passare lentamente la piastra è uno dei consigli più importanti che posso darti, e anche dividere i capelli in ciocche sottili aiuta la velocità e la riuscita al meglio della piega.

Importante è, prima di utilizzare un qualsiasi ferro o piastra, asciugare benissimo i capelli, altrimenti potrai sentire una sorta di "fritz" dato dal contatto del calore con l'acqua che non solo può danneggiare i capelli, ma non mantiene assolutamente la piega. Solo nel caso dell'asciugatura spazzola e phon dovremo lasciare umidi i capelli, così da riuscire a piegarli tramite calore e spazzola.

Prodotti per lo styling

Per styling si intende la piega in tutte le sue caratteristiche, cioè i prodotti che la rendono più possibile vigorosa e che la mantengono. È bene utilizzare un protettore termico pre-piega prima dell'asciugatura, così da non sensibilizzare i capelli al calore forte a cui verranno sottoposti (più di 200 gradi!), ogni qualvolta ti asciughi i capelli.

Esistono anche prodotti che agevolano l'arricciatura e aiutano a mantenere la piega sia nel caso delle piastre che dei ferri. Possono essere in forma di gel, cremosa o spray. Solitamente i prodotti con una consistenza nebulizzata, quindi spray, sono più leggeri: lacche volumizzanti, o prodotti per capelli sottili che si applicano solitamente sulla radice; al contrario i cremosi o densi sono di solito nutrienti pre-piega o creme senza risciacquo, adatte a capelli più grossi o comunque secchi o sensibilizzati che hanno bisogno di styling su lunghezze e punte.

Altri ancora possono essere i prodotti per i capelli ricci, dei "finish" cremosi o quasi, di vario genere, che conferiscono l'elastina ai ricci, sostanza necessaria affinché si definiscano e non si increspino, che li rende più vaporosi e li aiuta a formarsi.

Tra questi prodotti conoscerai sicuramente la più famosa, la schiuma o spuma che però non sempre è la soluzione più adatta, anche qui bisogna imparare a conoscere i propri capelli e vedere quale tipo di riccio si ha per appoggiare il giusto prodotto per l'asciugatura.

Esistono infatti anche prodotti più cremosi, bifasici, per la definizione del riccio senza rinunciare alla nutrizione del capello.

Ancora un altro prodotto immancabile per lo styling, l'amato olio. Come non applicarlo ogni qualvolta ci sentiamo i capelli un disastro? L'olio ha varie proprietà e compiti, possiamo generalizzare dicendo che nutre, lucida e districa rendendo i capelli morbidi. Ma nel dettaglio l'olio ha veramente molteplici proprietà e vantaggi, ed esistono tantissimi tipi di oli e di funzioni a essi correlate. Oli generici con semi di lino, macadamia, argan o che so io, oli più acquosi con fragranze all'interno, oli con profumazioni e glitter per i capelli e anche per il corpo… e così via.

Possiamo dire che l'olio, come già spiegato in precedenza, serve per nutrire e lucidare in primis, ma lo fa superficialmente ed è quindi necessaria la sua continua applicazione affinché l'effetto sia visibile, quindi va messo anche due o tre volte al giorno. Non è però da sottovalutare, in quanto già con una sola applicazione i capelli riprendono vigore anche dopo la notte o dopo una giornata passata tra smog e cose da fare, e può essere messo sia su capelli umidi (ma non bagnati, in quanto sull'acqua l'olio scivola via) che da asciutti, come ti dicevo prima.

Esistono anche soluzioni oleose pre-shampoo come impacchi, oli per la cute in caso di irritazioni, dermatiti ecc. (l'olio di ricino, ad esempio), od oli e creme notturne che si attivano all'interno del capello nel tempo, quindi – come nel caso delle creme viso – durante la notte.

Spazzole e pettini

Sottovaluti anche tu questi magici attrezzi? Sono i primi responsabili del deterioramento dei capelli dovuto a un trauma/stress da sfregamento. In termini pratici, spazzolare troppo e con forza i capelli fa male, ed è responsabilità anche della spazzola o pettine.

È consigliabile spazzolare e districare i capelli sotto la doccia quando si applica la maschera che li rende morbidi e di facile districamento, o comunque spazzolarli al massimo una volta al giorno, magari con l'applicazione di un olio o un prodotto fatto appositamente per non corroderli. Utilizzare spazzole morbide per districarli è consigliabile, ce ne sono a bizzeffe sul mercato, basta chiedere al rifornitore del parrucchiere o leggere l'indicazione che dice "spazzola da streccio". I pettini sono più adatti a lavori di precisione, quando facciamo la coda, per tirare bene le attaccature ecc.

Le spazzole con diametro tondo servono per realizzare la classica asciugatura spazzola e phon. Sono consigliabili quelle termiche, in quanto si scaldano maggiormente e danno quindi più piega al capello, ovviamente sono fatte con metalli adatti a non bruciare i tuoi capelli. Il diametro della spazzola va scelto in base all'esigenza, cioè al grado di arricciatura o di stiratura che si vuole dare alla chioma. Più è grande, più liscia. Le spazzole piatte invece servono per districare o per asciugare i capelli lisci senza dare alcun volume.

Integratori per capelli
Un'altra cosa fondamentale è assicurarsi di curare i capelli dall'interno con vitamine, sali minerali e quant'altro che, in un

modo o nell'altro, vengono a mancare nei nostri capelli. Anche il capello più sano ha bisogno di tutte queste procedure, e il segreto è non smettere mai ma continuare sempre queste routine, che come tali diventeranno buone e sane abitudini. Per cura dall'interno parlo nella maggior parte di casi di pasticche, che sono integratori per capelli e non c'entrano nulla con le vitamine per il corpo.

Ne esistono di svariati tipi, distribuite dalle farmacie o erboristerie, e sono uno dei rimedi più efficaci per far crescere i capelli e per infoltirli in quanto danno loro l'apporto vitaminico mancante. Unica considerazione, come per quasi tutto, ci vorranno un po' di mesi per vedere l'effetto di questi integratori, ma una volta provati non ne farete più a meno!

Vanno assunti sostanzialmente in autunno (settembre/ottobre/novembre) e in primavera (marzo/ aprile) e di solito una scatola corrisponde a un mese, per iniziare sono consigliati due mesi di trattamento. Ripeto, queste accortezze vanno comunque sempre ripetute, almeno annualmente, anche una volta raggiunto un buono stato di cura del capello.

Insieme alle cure per pasticche ti ricordo l'importanza di un'alimentazione sana, come abbiamo visto nel primo capitolo.

Cura anticaduta

Un altro prodotto *must have* (assolutamente da avere/fare) è la cura anticaduta. Questo trattamento di solito non è così generico, ma lo possono comunque fare tutte le donne e non solo gli uomini. L'anticaduta, lo dice la parola stessa, è una prevenzione in ogni caso, quindi fa bene, ma è sostanzialmente rivolta a chi ha pochi capelli, molto sottili, sensibilizzati, diradati, soggetti a stress ecc.

Nello specifico la caduta può essere attribuita a tanti fattori, stress, età, dermatiti o a causa dell'aumento di collagene sulla cute. Il collagene è come una sostanza gelatinosa che va a soffocare il bulbo pilifero, lo danneggia o nei peggiori casi lo strozza e provoca quindi la caduta e la non ricrescita del capello, e viene prodotta sostanzialmente con l'età, per predisposizione genetica o anche, da parte del nostro corpo, come risposta allo smog.

Viene quindi definita anticaduta in quanto va presa in tempo, non va sottovalutata la perdita più cospicua di capelli che può essere dovuta sicuramente all'età, ma anche a stress, medicinali, ormoni ecc., come dicevamo prima. L'importante è accorgersene in tempo dunque e rivolgersi a degli esperti, prima il parrucchiere e poi, se necessita, anche il dermatologo.

Anche per l'uomo, anzi soprattutto per lui, questa cura è fondamentale in quanto il collagene è maggiormente prodotto nei soggetti maschi e in età anche giovane, dai 25 anni in poi; infatti, se noterete, molti ragazzi annunciano questo tipo di perdita che però se presa per tempo può sempre migliorare, ma ripeto: la cosa importante è anche il mantenimento, perché come nelle diete e in qualsiasi cosa, arrivati all'obiettivo non bisogna poi lasciarsi andare.

I solari

Un altro dei passaggi fondamentali per capelli perfetti, che non possiamo non avere, sono i solari. I prodotti solari, così come per la pelle, servono nella stagione estiva per la protezione dei capelli dalle scottature dei raggi UV. Ebbene sì, anche i capelli si scottano! Anche se sono praticamente la parte più forte del nostro corpo, i capelli resistono a temperature altissime ma vanno aiutati e quindi protetti da quelli che sono agenti dannosi per essi.

Come appena detto i solari proteggono dai raggi UV ma non solo, anche dalla salsedine e dal cloro o altre sostanze presenti nell'acqua. Ovviamente sono usati d'estate in quanto questi fattori coincidono, ma presi separatamente risolvono altri problemi anche durante il resto dell'anno, sono infatti adatti a chi ad esempio fa piscina o a chi lava frequentemente i capelli.

Sono poi adatti anche per il lavaggio dei capelli bianchi, per quelle persone che per scelta, età o quant'altro hanno i capelli non colorati ma bianchi: a loro è consigliato il lavaggio con tali prodotti in quanto permettono di togliere i residui di zolfo che danno quel colore giallastro ai capelli bianchi, quindi li lucidano e li detergono dall'interno.

I solari, in sostanza, vanno a "pulire" bene il capello da sostanze nocive e fanno da barriera al sole. Se hai potuto notare, d'estate i capelli si schiariscono sì, belli lì per lì ma arrivato settembre siete costrette poi a tagliarli più del dovuto perché saranno del tutto secchi, opachi e ingestibili, più aridi in quanto, fatti per lo più di acqua e in presenza di tanto sole e calore, verranno prosciugati di più risultando secchi il doppio.

Per ovviare a questo dramma basta essere previdenti e comperare un buon kit solare. Di solito sono shampoo, creme/latte e un protettore solare da mettere prima e durante l'esposizione al sole, per più volte in quanto non sono completamente resistenti all'acqua. Inoltre, alcuni solari aiutano l'effetto chioma ingestibile e indomabile mentre siamo al mare, creando dei prodotti con sostanze oleose o comunque nutrienti che andranno a disciplinare i capelli e renderli carini e presentabili anche al mare o in piscina, le famose *beach waves*.

I solari, una volta aperti (come anche nel caso di quelli per la pelle), perdono la loro funzione protettiva dopo sei mesi, ma possono comunque continuare a essere usati, con però solo la funzione "ammorbidente".

Ti piace avere capelli sempre ordinati, lucidi, curati e sani? Non devi far altro che seguire queste piccole accortezze, perché i capelli, così come tutte le altre cose, pelle, fisico in forma ecc., hanno bisogno di costante cura, altrimenti i risultati non cadranno dal cielo.

Altra cosa che ti consiglio è quella di cambiare spesso il tipo di prodotto, che sia sempre adatto ai tuoi capelli, ma cercando di variarlo anche uno alla volta, magari una volta finito lo shampoo lo sostituisci con uno di un'altra gamma, e così via con la crema. Puoi anche poi tornare all'origine e ricominciare il giro degli stessi prodotti, ma alternandoli non farai abituare i tuoi capelli a quel prodotto, e svolgerà quindi sempre al meglio la sua funzione principale (ad esempio anti-crespo, nutriente, lucidante ecc).

Consigli finali

Detto ciò possiamo riassumere i prodotti da avere assolutamente, che sono: shampoo e creme professionali, adatte al tipo di esigenza e di qualità; piastre e phon di altrettanta valenza; cura del capello con integratori dall'interno (pastiglie, sieri...); cura anticaduta (solo questo caso può non servire a tutti, ma a prescindere non fa male); oli di vario genere più adatti ai tuoi capelli e alle tue esigenze; utilizzo di prodotti solari per la stagione estiva.

Cerca sempre di farti consigliare da un esperto del settore per quanto riguarda la scelta di tutti questi prodotti, è veramente importante, il vecchio passaparola rimane sempre un ottimo modo di conoscere un qualcosa, che sia un prodotto o un servizio, ma avremo comunque esigenze diverse le une dalle altre; ciò che conta è la qualità e l'idoneità del prodotto.

RIEPILOGO DEL CAPITOLO 3:

- SEGRETO n. 1: scegliere i prodotti adatti alle proprie esigenze.

- SEGRETO n. 2: scegliere prodotti di qualità.

- SEGRETO n. 3: utilizzare prodotti per l'hair care tutto l'anno, scegliendoli in base al periodo.

- SEGRETO n. 4: cambiare tipologia di prodotto.

Capitolo 4:

Come creare un look per ogni occasione

Molte volte mi si chiede: "Ma come fai ad avere capelli così belli?", oppure: "Ma come hai realizzato la piega?", o anche: "Vorrei saper fare da sola la piega".

Bene, a questo proposito voglio dedicare due parole. Ovviamente per ottenere un risultato ottimale bisogna avere in primis capelli curati, e come averli te l'ho svelato già nei capitoli precedenti, ma bisogna senz'altro avere gli strumenti adatti e professionali.

Sì, lo so cosa stai pensando: ho la piastra o il ferro da 200€ ma non mi serve a nulla. Il mio consiglio è innanzitutto di capire come sono i vostri capelli cioè sottili, grossi, resistenti, ricci, che tengono la piega o non la tengono.

Valutate tutte queste caratteristiche anche facendovi consigliare e diagnosticare dal parrucchiere, vedete se avete necessità di una piega con spazzola e phon o di una piega con esclusivamente piastre e ferri che, sottolineo, devono assolutamente essere buoni e che non rovinino i capelli.

Vediamo insieme quali sono le possibilità che hai per fare una buona piega in base alle caratteristiche dei tuoi capelli, che ovviamente sarà più opportuno analizzare da vicino con un esperto.

Piega spazzola e phon

La piega spazzola e phon risolve problemi di volume e aiuta a sistemare sostanzialmente i capelli sottili in genere, o per dare forma alla parte davanti, che sia frangia o ciuffo.

È utile anche per allisciare molto le cuti crespe e ricce, per quei tipi di capello più indisciplinati sia alla cute, appunto, che nelle lunghezze, per poi magari passare anche una piastra o un ferro per aumentare la tenuta e la lucentezza della piega.

Infatti, anche per le capigliature crespe o di difficile "piegatura", viene effettuata una pre-piega con spazzola e phon per facilitare la piega, liscia o mossa che sia, magari effettuando poi un altro passaggio di piastra e/o ferri.

Piega con piastre e ferri

Con la piega solo con ferro o piastra avremo un effetto sicuramente più piatto sopra, o magari un effetto naturale/moda creando onde, capelli selvaggi più o meno mossi. Sono adatti sia a capelli fini/sottili che per capelli grossi o crespi.

È importante in questo caso fare una piega, con ferro o piastra che sia, più "stretta", cioè magari dei boccoli più consistenti nel caso di capelli sottili, per ovviare alla forza di gravità o alla struttura esile che li fa lisciare.

Nel caso di capelli crespi è opportuno utilizzare un pre-piega adatto e forse, in alcuni casi, anche lisciare con spazzola e phon le radici almeno per facilitare la piastra o il ferro, che solitamente arrivano sino alla cute sì, ma non del tutto.

Si possono infatti anche miscelare le due tecniche, ad esempio la parte davanti farla con spazzola e phon e poi asciugarli tutti e passare alle styler (piastra e ferri vari), o nel caso di capelli crespi più difficili come dicevo precedentemente.

Cosa devi effettivamente valutare

Il punto sostanziale poi è scegliere il tipo di mosso, che sia boccolo stretto, onda con ferro o onda con piastra, piega classica mossa, spazzola e phon, piega liscia, piega liscia gonfia ecc. Insomma, c'è un mondo e un'infinità di possibilità per trovare almeno un modo tutto vostro di fare la piega più adatta.

Questo non vuol dire che sia facile, come tutte le cose vanno sperimentate e fatte più e più volte per capire i movimenti e il verso da dare ai capelli. Oggigiorno comunque siamo tempestati di video tutorial che io stessa faccio – e che ti invito ad andare a vedere sulla mia pagina Facebook e su Instagram cercando Centro Degradé Conseil Aprilia Love Hair – che ci possono dare spiegazioni e spunti; ed è quindi solo una cosa da iniziare a fare.

Vediamo nel dettaglio pratico quello che puoi fare con un metodo o l'altro di asciugatura, andando ad approfondire l'argomento nel dettaglio dell'azione vera e propria.

Per la piega spazzola e phon

Prima di iniziare qualsiasi piega è importante, anzi fondamentale, aver districato i capelli, magari con un prodotto, ma soprattutto averli pettinati. Fate delle sezioni precise per dividere le zone della testa, parte anteriore con ciuffo o frangia, laterali e parte posteriore.

Non è importante da dove iniziate, l'importante è lavorare sezione per sezione senza creare confusione.

Potete dividere i capelli con becchi, mollettoni, elastici, quello che avete, basta che iniziate dal basso verso l'alto, sia che partite dal ciuffo sia che partite dalla zona posteriore. Più siete ordinate più vi verrà facile.

Utilizzate la spazzola grande per un effetto più liscio, quelle di diametro più piccolo per avere un effetto più mosso.

Le spazzole migliori sono quelle termiche, in quanto trattengono maggiormente il calore e danno quindi più possibilità di tenuta.

Aiutatevi con dei becchetti d'oca (quelli piccoli) arrotolando le ciocche e appuntandole con i becchetti più o meno stretti, girando la ciocca di capelli attorno alle dita e applicando il becchetto tra la ciocca e la radice, così da fermarli e quindi fissarli maggiormente. Oppure potete usare dei rolli di dimensione variabile, sempre tenendo in considerazione che più sono grandi più i capelli si lisciano, e più sono piccoli più la ciocca si arriccia.

I rolli sono dei cerchi di solito di plastica, apposta per i capelli, che applicati alla cute arrotolano i capelli fino alla punta e sono utilizzati per dare volume dalla radice. Sono di diverse dimensioni, anche qui più sono grandi più allisciano, più sono piccoli più arricciano la ciocca.

Tutti questi "attrezzi del mestiere" potete trovarli facilmente da ogni rifornitore di parrucchiere. La piega spazzola e phon, lasciata appuntata con le mollette in posa magari anche per una nottata intera, rimane il modo più duraturo di fare una bella messa in piega; certe volte i rimedi più antichi funzionano meglio!

Piega con piastra liscia e anche mossa
Importante anche qui, oltre che alle divisioni della testa in parti anteriore, posteriore e laterali, è fare delle divisioni piccole e

quindi prendere pochi capelli alla volta, facendo delle sezioni piatte e non troppo spesse, e quindi passare la piastra lentamente perché dovete darle il tempo di riconoscere il capello e stirarlo bene, altrimenti i capelli si elettrizzano solamente e non durano mai quanto dovrebbero, questo vale sia per la piega liscia che per quella mossa.

Per quella mossa, che siano boccoli, onde o quant'altro, dividere sempre bene i capelli, e magari una volta fatto il riccio/onda aiutarsi appuntando la ciocca con dei becchetti d'oca. Per realizzare un tipo di riccio piuttosto che un altro puoi aiutarti vedendo qualche video spiegazione, o puoi chiedere al tuo parrucchiere di farti vedere il "movimento": una volta capito quello il gioco è fatto.

Una cosa importante nel caso delle pieghe mosse, soprattutto con le piastre e i ferri, è il "verso" che si dà ai capelli nella parte anteriore o ai ciuffi. Devi infatti fare due movimenti diversi se ti trovi sul lato destro rispetto a quello sinistro girando i capelli all'indietro rispetto al viso, dando quindi quell'effetto vento ai capelli davanti.

Per capire come fare questo movimento devi soprattutto provarlo su te stessa, dopo averlo constatato. Non sarà facilissimo ma credimi, seguendo questi piccoli accorgimenti ce la farai!

Altra cosa fondamentale è la scelta del ferro o piastra perché determina la riuscita o meno dell'idea della piega che vuoi, e la qualità della styler ovviamente anche: è una delle cose fondamentali da guardare.

Creare acconciature veloci e fattibili

Cosa puoi fare ai capelli per farli sembrare diversi? Cosa puoi fare se non hai tempo per andare dal parrucchiere e hai un evento? Soluzione semplice e sempre alla moda è lo chignon.

Che tu abbia capelli lunghi o corti (lunghezza almeno a caschetto), arrotolare i capelli in uno chignon non è mai un'impresa impossibile. Se sei brava, anche con una penna o matita riesci a fare una signora acconciatura!

Ma per le più esigenti, bisogna solo munirsi di mollette o forcine e di un attimo di pazienza. Se hai capelli ricci o lisci, lo chignon viene sempre bene, soprattutto quello basso e scomposto, che va per la maggiore nella moda e nel mondo vip.

Puoi aiutarti, se hai molti capelli o lunghi, facendo una coda bassa o alta a seconda del tipo di acconciatura che vorrai fare, e poi aggrovigliare a fantasia i capelli fermandoli con le mollette. Impreziosisci l'acconciatura con mollette alla moda, come puoi trovare oggi in qualsiasi negozio di parrucchiere o boutique. Usa la lacca per aiutarti a fermare il tutto.

Altra soluzione, magari che necessita qualche tutorial e pratica in più, la mai tramontata treccia, o più di una. A spiga, semplice, a rialzo, attaccata dalla cute o sciolta e morbida, la treccia è uno di quei hair trend che non guasta mai e che può essere casual o molto chic, abbinabile anche agli chignon o code. Ti consiglio ancora qualche video tutorial, ma come sempre la pratica vale mille volte di più.

Ma anche la classica coda di cavallo, la cosiddetta *ponytail*, così amata e ritornata in vigore su tutte le passerelle e sui red carpet, è un modo semplice e facile per apparire in ordine.

Anche questa liscia e bassa, liscia e alta, mossa e spettinata, mossa e alta e così via... sono veramente tante le combinazioni che puoi adottare con questo semplice metodo di raccogliere i capelli.

Puoi utilizzare un elastico semplice o magari con un gioiello o con dei particolari che impreziosiranno tutta la chioma, anche per le occasioni più importanti.

Rapporto con il parrucchiere

Ma ora cambiamo argomento, rimanendo nel tema di come creare un look perfetto, perché a volte occorre il fai-da-te anche per le più pigre o per le più indaffarate, ma andare dal parrucchiere rimane sempre il modo migliore per realizzare su di te il look perfetto, affidandoti a un esperto.

L'amato/odiato rapporto con il parrucchiere risale a tempi remoti, dove il parrucchiere è sempre stato per l'essere umano un punto fondamentale e di riguardo, perché come si suol dire i parrucchieri sono anche gli psicologi delle donne!
Un mestiere sempre così acclamato e amato e che ha origini

antiche: vorrei infatti fare un breve salto nel tempo per mostrarvi quanto lavoro, storia e dedizione c'è dietro questo fantastico lavoro che, be', poi sarebbe il mio.

La storia del lavoro del parrucchiere è infatti piuttosto lunga ma daremo una spuntatina, senza tralasciare le curiosità più interessanti.

Nel Paleolitico il taglio dei capelli era affidato alle più alte autorità della tribù-comunità e assumeva un significato molto vicino alla rimozione della negatività accumulata; tagliare i capelli diventava così un modo per rinnovare le energie positive. I rasoi più antichi ritrovati dagli archeologi risalgono a ben 3.500 anni fa in Egitto, durante l'Età del Bronzo, mentre i primi negozi di barbieri veri e propri vengono ideati dagli antichi Greci: è qui che l'acconciatura diventa una professione e i negozi un punto di ritrovo per la vita cittadina.

Anche nell'antica Roma i capelli avevano un ruolo importante per il rango e il riconoscimento sociale: il primo cittadino romano illustre che adottò la rasatura come segno distintivo fu Scipione l'Africano, generale dell'esercito romano e console.

Durante il Medioevo avvenne una rivoluzione: in Europa si diffuse infatti la pratica dei barbieri-chirurghi. Oltre a occuparsi dei capelli, i barbieri potevano curare mali minori ed effettuare pratiche come i salassi.

Nel Seicento e nel Settecento i parrucchieri tornano a occuparsi solo dei capelli, anzi: delle parrucche! Questo è infatti il periodo dei parrucconi incipriati, vere e proprie sculture di capelli usate dall'aristocrazia europea: pensate a Luigi XIV.

D'ora in avanti i parrucchieri entrano nell'immaginario comune come veri "artisti del capello". Nel 1906 viene dunque brevettata la "nonna" della permanente dal parrucchiere tedesco Charles Nestlè, che prima di trovare la formula adatta bruciò alla moglie capelli e cuoio capelluto, per ben due volte!

Proseguendo nella storia, negli anni Venti e Trenta ci fu l'invenzione del primo asciugacapelli manuale e, per fortuna, si migliorarono le macchine per la permanente.

Negli anni Sessanta e Settanta la nascita della messa in piega con rolli, asciugatura a casco di 30/40 minuti e le cotonature a prova di tormenta di vento, con volumi extra e teste che sembravano quasi finte, fino ad arrivare allo shatush inventato da Aldo Coppola negli anni Settanta.

Passando per gli anni Ottanta, quando la permanente ha avuto la meglio su qualsiasi altra forma di piega e i look super selvaggi e voluminosi hanno fatto da padroni, fino agli anni Novanta, dove abbiamo visto la nascita delle mèches e l'esplosione delle colorazioni specializzate, fino ad arrivare ai nostri giorni dove la tecnologia si è sviluppata e il lavoro del parrucchiere si è specializzato sempre di più per venire incontro alle esigenze della clientela.

Dagli anni Duemila in poi, oltre a occuparsi dei capelli, il parrucchiere diventa imprenditore, infatti non basta più essere un bravo hairstylist a livello tecnico: per distinguersi è necessario sviluppare capacità gestionali avanzate e nuove competenze comunicative. Oggi i social sono sia un mezzo per comunicare con i clienti che una fonte d'ispirazione continua per gli hairstylist che oltre a lavorare con le mani devono lavorare con il cervello, mettendosi in gioco come veri imprenditori sempre all'avanguardia, connessi con il mondo esterno.

Bisogna quindi dire che c'è un "universo social" mediante il quale il parrucchiere deve relazionarsi, tenendo conto del mercato, della moda ma soprattutto delle esigenze delle clienti.

Cosa devi notare

Essere un "buon parrucchiere" è sempre un arduo compito proprio perché, come descritto, bisogna possedere un equilibrio di fattori che attraggono la clientela e la fidelizzano.

Una delle cose fondamentali per riconoscere un buon salone è la qualità dei prodotti/brand che utilizza: cercate sempre delle informazioni su come e cosa avete intenzione di fare, e affidatevi a delle mani esperte.

Una caratteristica che sembra scontata, ma non lo è, è l'aspetto del salone e di chi ci lavora che parte dalla pulizia, dall'arredamento e da divise comuni e riconoscibili, perché se il parrucchiere ha fatto attenzione a questi piccoli particolari sicuramente farà più attenzione anche a voi e al vostro bisogno o desiderio.

Un'altra cosa che può spingervi in positivo dentro un qualsiasi negozio e quindi anche nei parrucchieri è sicuramente l'accoglienza, quell'attitudine gentile e concreta nei vostri riguardi come clienti, il cosiddetto primo impatto fa e deve fare effetto!

Poi, quello che posso dire è che il parrucchiere oltre a farvi belle, oltre alla professionalità, alle innovazioni, ai prodotti ecc., è molto soggettivo, in quanto è un lavoro fatto da persone e non da macchine, ci relazioniamo fra noi tramite le emozioni che non si possono comprare in nessun modo.

Punto fondamentale per noi parrucchieri, che ora abbiamo e che ci fa notare nel mondo del lavoro, del fashion, dei social, nel lifestyle, è l'amore che le donne hanno verso il benessere e quindi verso l'arte dei capelli, e il nostro mestiere non è mai stato tanto apprezzato come in questi ultimi decenni.

Perché sì, è sempre stato un lavoro prestigioso, ma non era mai stato così capito, valorizzato, adulato dalla società. È vero che agli artigiani era una cosa che capitava spesso in quanto, riguardo alla vecchia società, erano lavori non elogiati, fatti da persone semplici.

Come abbiamo visto, invece, inizialmente erano i capi tribù a occuparsi del culto dei capelli, ma man mano con il tempo il mestiere venne un po' declassato, divenne più un servizio verso coloro che avevano un ruolo più importante.

Posso dire, visti anche i racconti dell'esperienza di mia madre e mia zia nel settore, che quindi risale a circa sessanta anni fa, che il lavoro del parrucchiere ha finalmente ottenuto il posto che meritava nella società, perché dona un mix fondamentale, a donne o uomini che siano, di moda, stile, modo di essere, personalità, coccole, benessere e avanguardia, e quindi meritiamo che il nostro lavoro sia ritenuto all'altezza di tanti altri. Detto ciò spero che vi sia stato utile qualche consiglio visto dall'altra parte della barricata, ossia da una parrucchiera nei confronti della nostra categoria.

RIEPILOGO DEL CAPITOLO 4:

- SEGRETO n. 1: conoscere i propri capelli.

- SEGRETO n. 2: avere qualche "attrezzo del mestiere".

- SEGRETO n. 3: indovinare la piega più adatta per voi (esigenza, durata).

- SEGRETO n 4: scegliere il parrucchiere adatto alle vostre esigenze.

- SEGRETO n. 5: valutare la qualità dei servizi che offre e la professionalità.

Capitolo 5:
Come avere capelli lunghi in pochi minuti

Decidere di tagliare i capelli non è mai definitivo. Ma è anche vero che chi azzarda tagli netti e decisi sa anche che ci vuole del tempo prima di tornare alla chioma lunga, e non sempre si è disposti ad aspettare. Per le più impazienti ci sono soluzioni temporanee, come ad esempio l'applicazione delle amate extension.

Uno dei modi più pratici per cambiare look nel giro di una seduta dal parrucchiere, e quindi di pochi minuti.

Cosa sono

Le extension non sono altro che ciocche di capelli raggruppate e tenute insieme a volte da resine particolari, a volte in forma piatta a fascia, altre volte a ciocca piccola singola, altre volte in veri e propri manti, code, fasce ecc. Vengono applicate tramite delle apposite macchinette a caldo singolarmente o a fascia, o tramite altri metodi (cucite, intrecciate, chiuse con delle clip…).

Le extension fanno parte ormai da anni del quotidiano per noi parrucchieri, dove si sono sviluppate diverse tipologie di allungamento sia nell'applicazione sia nel genere stesso come prima menzionato (fasce, singole, clip ecc.). Cosa importante che le contraddistingue è il fatto che siano capelli veri, ovviamente trattati, colorati, sterilizzati ma capelli assolutamente veri.

Infatti se così non fosse non potrebbero essere nemmeno piastrate o trattate con il calore in quanto, se fossero finte e quindi di materiali plastici chimici, potrebbero semplicemente non piegarsi e arricciarsi o prendere fuoco nei casi peggiori.

Quelle sintetiche, d'altro canto, sono comunemente utilizzate per fare acconciature, quindi per creare posticci, trecce, infoltimenti invisibili, che vanno quindi ad aggiungere quantità e non vengono messe in piega.

Ma da dove vengono e come vengono raccolti questi capelli?

La storia

Secondo quanto riportato da varie testate giornalistiche nel corso degli anni, dietro questa invenzione fantastica dell'allungamento veloce si nasconderebbero storie di povertà, tradizioni religiose e raggiri che danno vita a un business senza scrupoli, per dare al mercato questo prodotto così allettante e vendutissimo.

Tra i mercati più proficui ci sarebbe la Cina, ma ancor di più l'India dove la raccolta di capelli lunghi e lucenti di donne, ma anche di uomini, può valere una fortuna pari a 250 milioni di dollari annui. Peccato che i padroni di queste ciocche che fruttano bottini a più zeri siano ignari di questi guadagni proficui.

La scelta di rasarsi completamente, infatti, deriva da motivi religiosi. Sono gesti di fede e sacrifici che i fedeli compiono per onorare le proprie divinità, ignari che invece sono destinati al business. A maggior ragione perché i tagli che vengono eseguiti non sono certo paragonabili a quelli effettuati dal classico parrucchiere.

Armati di forbici e rasoi, barbieri amatoriali effettuano rasature nette e decise. Quei capelli, che una volta venivano bruciati, oggi vengono raccolti e venduti al resto del mondo per creare extension e parrucche.

Un business non da poco, se si pensa che una tonnellata di capelli equivale a circa 3000 donne rasate, ignare della destinazione delle proprie chiome. Lungi dal frenare la scelta di applicare le extension, occorre però fare molta attenzione alla loro origine. Solo così è possibile frenare questo mercato fraudolento. Nello specifico centinaia di persone, donne e uomini con i capelli lunghi, raggiungono a piedi i templi di Tamil Nadu e Andhra Pradeshper per adorare Vishnu, al quale offrono in dono i loro capelli.

Vishnu è un dio legato a tradizioni induiste, ce ne sono differenti. Secondo una delle tante la divinità maschile, dopo un colpo d'ascia in testa, perse parte dei suoi capelli e l'angelo Nila Devi gli offrì qualche ciocca delle sue. Un gesto così apprezzato che, da quel momento in poi, mito vuole che chiunque doni i suoi capelli a Vishnu riceva in cambio un miracolo o la realizzazione dei propri desideri.

Secondo un'altra tradizione, invece, le donne si rasano per mettere da parte la loro vanità.

Extension di capelli veri: come sceglierle?

Le extension per capelli, come abbiamo detto, si possono suddividere in due grandi categorie:

- quelle sintetiche, più economiche;
- quelle di capelli veri, più costose ma capaci di garantire un effetto migliore e più naturale.

Per scegliere le extension di capelli veri da comprare è importante sapere che quelle di migliore qualità sono quelle di provenienza indiana, seguite da quelle cinesi.

Sul mercato esistono anche le extension provenienti dal Brasile, spesso presentate come migliori ma da guardare sempre con molta attenzione perché spesso trattate con prodotti chimici e siliconi.

Un altro elemento a cui dovresti far caso quando stai per comprare delle extension di capelli veri è che potrebbero avere una provenienza dubbia.

Per essere certa di non acquistare extension frutto di violenza, assicurati che il venditore garantisca "capelli eticamente corretti", vista tutta la brutta storia che abbiamo appreso, affidandoti a delle marche conosciute e di frequente utilizzo.

Altro fattore ancora per valutare la qualità delle extension riguarda la loro tipologia, "Remy" o "non Remy".

Con Remy hair si identificano quei ciuffi di extension che, all'interno di ogni ciocca, seguono la direzione naturale del capello dalla radice alla punta, garantendo che le cuticole siano in grado di creare uno strato protettivo e mantenere la lucentezza.

I capelli non Remy, invece, sono invece quelli raccolti da terra dopo un taglio. Per questo motivo sono mescolati tra loro e non è possibile distinguere la direzione delle cuticole. Per ovviare a questo inconveniente vengono sottoposti a un trattamento, detto desquamazione, per sciogliere i nodi e rendere più lucenti le extension di capelli veri.

Colore delle extension

Il colore delle extension varia molto a seconda del vostro colore di base, che sia naturale o artificiale. È dunque necessario colorare i capelli prima del montaggio e valutare, insieme all'esperto, quali colori adottare. Esistono infatti vari tipi di extension e quindi la possibilità di avere delle ciocche monocolore o già sfumate, o anche la possibilità di abbinare diverse tipologie di extension sulla stessa testa e quindi anche il colore. La cosa fondamentale rimane sempre quella di creare un effetto più amalgamato possibile ai capelli naturali.

Taglio delle extension

Anche sul taglio bisognerebbe spendere del tempo, in quanto il taglio delle extension definisce il lavoro finale: per quanto siano montate bene, infatti, se il taglio non è idoneo il lavoro viene rovinato. Si possono tagliare con la forbice normale, con lo sfilzino, con il rasoio, l'importante è tener conto che non sono capelli del tutto veri e che vanno quindi sempre trattati come tali. La scalatura va assecondata al taglio iniziale e la forma anche.

Come curare le extension

Prendersi cura delle extension non è difficile, l'unica accortezza davvero importante è trattarle sempre con delicatezza.

Per lavarti i capelli usa uno shampoo molto delicato, meglio se specificamente formulato per le extension, e spazzolali molto delicatamente.

Per evitare di stressare troppo il punto di attacco, l'ideale sarebbe iniziare a pettinarli da sotto la zona in cui è fissata la ciocca.

Dopo aver risciacquato il detergente, applica una dose abbondante di maschera ammorbidente e districante della marca che preferisci, purché sia sufficientemente nutriente da renderli morbidi e pettinabili.

Come i tuoi capelli, anche le extension possono essere messe in piega con la spazzola, la piastra o il ferro arricciacapelli ma, per evitare di rovinarle troppo in fretta, è bene utilizzare questi strumenti saltuariamente.

Vediamo adesso le tipologie di extension.

Extension con cheratina singola

Sono quelle ciocche di extension porzionate singolarmente, create per essere attaccate una alla volta in posizioni diverse, a seconda del metodo di allungamento che si sceglie e dell'effetto che si vuole ottenere.

Sono fatte con una piccola parte di resina chimica che viene scaldata mediante un'apposita macchinetta, che la fonde e la fa aderire, con l'aiuto dei polpastrelli, alla ciocca desiderata.

Non c'è un unico sistema di posizionamento per effettuare un servizio di allungamento con cheratina singola, ma ce ne sono vari. Ad esempio, se si vuole fare un infoltimento verranno posizionate in modo da dare solo volume, non tenendoli di una lunghezza eccessiva, in quanto si vedrebbero a confronto con i capelli naturali, perché per un infoltimento si usano circa 30-50 extension sulla capigliatura.

Mentre per l'allungamento completo serviranno dalle 70 alle 120 extension per creare una lunghezza artificiale rispetto alla capigliatura naturale, che però come primo obiettivo ha quello di non essere veramente visibile, che non si noti.

Extension a fascia

Sono invece ciocche con distribuzione orizzontale che si possono applicare sul cuoio capelluto per intero mediante l'uso della:

- **Tessitura**, cioè vengono cuciti i capelli finti con quelli veri attraverso appositi fili e legami, oppure intrecciate tramite delle trecce con i capelli veri;

- **Clip**, quindi con delle mollette apposite che si chiudono sulla cute, un montaggio di durata temporanea;

- **Micro-ring**, cioè con l'ausilio di micro-anelli che vengono legati in un modo particolare con i capelli e ovviamente con l'apposita attrezzatura, e anche le extension in questione sono prodotte esclusivamente per questo tipo di montaggio;

- **Bioadesive**, l'ultima tendenza del mercato che vede protagoniste le extension a fascia di varia dimensione (dai 3-4 cm in su) applicabili con un bioadesivo predisposto sulla sommità della fascia, che a contatto con il calore delle dita viene incollato dalle due estremità sulla cute della cliente.

Consigli generali

Per scegliere quali sono le extension più adatte a voi, ovviamente, dovete affidarvi a un esperto, perché come avete visto le cose da tenere in conto sono molteplici, a partire dal numero che occorre a seconda del lavoro che volete.

Mettiamoli in ordine così da potervi aiutare a trovare la soluzione più adatta a voi.

1. Scegliete il parrucchiere che ha esperienza con le extension.

2. Vedete il metodo di applicazione che vi serve e che danneggia meno il capello.

3. Scegliete la tipologia di colore in base a quello che già avete o che vorreste, tenendo presente che la colorazione dovrà avvenire prima del montaggio.

4. Scegliete il modo di allungamento che preferite (infoltimento/allungamento).

5. Fatevi consigliare sulla "manutenzione" casalinga (quali prodotti utilizzare e come, non passare le piastre ferri sopra l'attaccatura delle extension…).

Conclusione

In questo libro sono racchiusi pochi semplici passaggi e consigli che, se applicati e ripetuti, potranno darvi finalmente ciò che tutte le donne desiderano: capelli sani e perfetti.

Il vero segreto è conciliare per voi stesse quelle che sono le nozioni fondamentali, a partire dal conoscere il vostro capello e applicare su di esso i prodotti più adatti ed essenziali. Seguendo queste semplici istruzioni potrete avere capelli sani tutto l'anno e sempre al top.

Il vero segreto in ogni campo rimane secondo me l'attenzione ai dettagli, che sono sì piccolezze, ma che cambiano il risultato finale.

Ovviamente i consigli che vi ho dato sono reali e applicabili, sembreranno sciocchezze ma vedrete che se ci proverete anche voi otterrete i risultati sperati, ma armatevi di dedizione e anche di un po' di pazienza.

Concludo dicendovi di affidarvi a degli esperti per tutti i suggerimenti che vi ho dato, anche proprio a me!

Per fare delle diagnosi specifiche per ogni tema trattato, e per ogni dubbio e chiarimento potrete trovarmi presso:

- Centro Degradé Conseil Love Hair di Amico Giorgia: https://www.facebook.com/degradeconseilaprilia/
- Facebook: https://www.facebook.com/GIORGIAAMI
- Instagram: https://www.instagram.com/giorgia.amico

Chiedetemi pure tutto quello che vorrete e venite a trovarmi in salone, sarà un piacere darvi ogni nozione che vorrete.

Non credevo che avrei mai scritto un libro, perché rimane sempre un passo, secondo me, importante, di elevazione personale che nella vita non tutti possono dire di aver fatto, ma sono consapevole della riuscita di questo libro in quanto parlo di cose mie, che so e che sento e che sperimento ogni giorno. Segna per me un capitolo della mia vita, professionale e non, molto importante e spero che vi piaccia!

Un ringraziamento speciale va alle persone che credono in me, da sempre mia madre, senza la quale non sarei la persona che sono e non sarei arrivata fin qui oggi, sia professionalmente che soprattutto come persona. Grazie a Salvatore… un mentore, un uomo importante nella vita di mia madre ma anche nella mia, a cui devo tanto… che mi ha spinto in questo percorso fantastico, che mi ha fatto conoscere il mondo sotto un'altra prospettiva e che ogni giorno mi è accanto e mi sprona e mi aiuta, grazie!

Grazie alla mia meravigliosa mamma, senza la quale non sarei la donna che sono, con difetti e imperfezioni, ma pur sempre una donna. La sua presenza costante nella mia vita nell'ambito non solo lavorativo, ma soprattutto personale, la sua costante forza che mi spinge e mi sostiene, il suo amore e la sua bontà mi hanno sempre fatto crescere.

Grazie a mia sorella Gaia che mi sostiene e lavora con me, compagna di mestiere e di idee, che sa comprendermi e sostenermi. Insieme siamo una l'opposta dell'altra ma la nostra forza risiede in questo, nel colmare a vicenda le nostre mancanze.

E grazie a mio padre, Giancarlo, che mi ha convinto a proseguire gli studi che mi hanno permesso di capire cosa volevo fare nella vita, quale strada prendere e come affrontare più sapientemente la vita, che nonostante i miei genitori siano separati da tanto, c'è sempre e comunque. Grazie alla mia famiglia, l'intera schiera di zie e cugine che fanno parte del mio quotidiano e che vivono con me gioie e dolori, sacrifici e divertimento. Ognuno di voi mi ha dato tanto, e so che ci sarete sempre e che mi sosterrete.

Un ultimo grazie, di quelli dal profondo del cuore, va al mio angelo Marco…

A presto, Giorgia.

www.ingramcontent.com/pod-product-compliance
Lightning Source LLC
LaVergne TN
LVHW011032200726
843509LV00011B/1255